心と体の
トラブルを
解消する

# ヒーリング呼吸法

原アカデミー株式会社代表
名誉心理学博士（U.S.A.）
原久子

KKロングセラーズ

## まえがき
# 不調の根本原因は心のストレス――カギは呼吸にある

二十一世紀に入り、豊かな文明社会に住む多くの人々は、物質面では豊かになってきました。しかし文明の発展に比例して、ストレスからくる心と体の病が増えてきています。

現代人に多い病の根本原因は、多くは自律神経のバランスがとれていないことからきているようです。その代表的なものとして、アトピー性の疾患、血圧の異常、循環器系の疾患、内臓のトラブル、呼吸器系のトラブル、婦人科系の疾患、精神的疾患、その他、細胞の代謝の狂いから生じるガンなどがあげられるでしょう。

では、自律神経のバランスはなぜ乱れるのでしょうか。

その根本原因は心のストレスにあります。

では、そのストレスを解消するにはどうすればよいのでしょうか。

そのカギは呼吸にあるのです。なぜなら、呼吸と心には密接な関係があるからです。

つまり、悩んだり、悲しんだり、怒ったりすると、呼吸が浅くなるので、長年悩みをかかえたままの状態で生活を続けていたり、心がもやもやしている状態が続いていると、浅い呼吸が習慣化されてしまいます。そうすると、自律神経の副交感神経の働きが抑えられてしまい、バランスが乱れてしまうのです。その結果、血流が悪くなり、そのうえ免疫力は弱まり、さらに体内の解毒能力も低下するため、さまざまな体調不良が引き起こされてしまうのです。

ところが私たちが、毎回おこなっている呼吸を意識的に深く長くすることで、副交感神経の働きは強まり、自律神経のバランスがとれていくのです。さらに、この呼吸にプラスのイメージを加えることで、回復力は加速されていくことを体験していただけるでしょう。

自律神経のバランス回復に有効な方法が、この本で取り上げさせていただいた、呼吸にプラスのイメージを組み合わせておこなう「太陽呼吸法」なのです。

朝日の愛と癒しの光が全身を照らしているイメージをもちながら、深い呼吸をくり返していく太陽呼吸法によって、心と体は安らぎ、自律神経のバランスが回復し、体のさまざまな不調が解消されていくことでしょう。

また癒しの問題を考えるうえで忘れてはならない重要なことがあります。それは、私たちの体は六〇兆個の細胞からつくられており、一秒間に五〇万個の細胞が生まれ変わっているということです。そして皮膚の細胞は二週間で、また臓器の細胞は四カ月で入れ替わり、三年十カ月でほとんどの細胞が入れ替わるといわれています。さらに七年間で骨の細胞までを含む、体のすべての細胞が入れ替わるといわれているのです。

したがって、私たちが毎瞬毎瞬、思ったり感じたりしていることは、刻々と細胞に刻まれていきます。そして、その思いどおりの分裂がくり返されながら、私たちの肉体はつくられていくのです。

この事実を知ったとき、今まで体が不調であったとしても、今から健康のイメージやプラスの思いを細胞に伝えていくことで、健全な新しい細胞が生まれていくのです。

このプラスの思いやイメージを細胞に確実に伝えていく方法が、この本で取り上げた「ヒーリング呼吸法」なのです。

本書では、心と体の不調の根本原因を取り除く方法と、呼吸を使って誰でもができるヒーリング法を具体的に書かせていただきました。本書を手に取られた方が、太陽呼吸法やヒーリング呼吸法を実践されて、心と体が癒されることを切に願っております。

原　久子

もくじ

## 第2章　瞑想・呼吸法との出会いで救われた

## 第3章　なぜ呼吸法に効果があるのか

## 第4章　呼吸にプラスのイメージを組み合わせた太陽呼吸法の偉大な力



## 第5章　心身の調和を実現する！

# 第6章　ヒーリング呼吸法の実践

## 第7章　真我の願いを実現する！

## 第8章　ヒーリング呼吸法でみるみる元気

# 第1章 心に思うことがすべて体に影響を及ぼす

## ★若い頃は病気の問屋状態だった

私は、呼吸をしながら瞑想も合わせて行う「瞑想呼吸法」というものを提唱しております。この呼吸法を実践しますと、すぐ自分自身の体もヒーリングでき、また家族の方、まわりの方もヒーリングできるという方法です。

私が、なぜ今この呼吸法を皆様におすすめしているかといいますと、私自身が生まれたときからひどい虚弱体質であり、一日十二時間寝ても体がだるくて、まともに社会生活を送れるような体ではなかったからです。

若い頃の私は、腎臓をはじめ肝臓や腸など、いろいろな箇所を患っており、まさに病気の問屋状態でした。二十代では腎臓の人工透析の一歩手前までいっていたので、それ以降は少しでも長く生きられたらいいだろう、というくらいの状態だったのです。

そのほかにも、病院では治らないような病気が私にはたくさんありました。全身のアトピーもひどくて、手には包帯を巻かなければ外に出られないほどでした。

かゆくてかゆくて我慢できなくなって、病院へ行って薬をいただいて飲むのですが、そうするとよけいに悪くなるのです。なぜかというと、薬をうまく分解することができないくらい肝臓・腎臓が悪かったからです。

人工透析の一歩手前ですから、腎機能が弱っており、体が薬を分解できないのです。そのため、風邪を引いて風邪薬を飲んでも、口がまわらなくなったり、目まいを起こしてひっくり返ったりしてしまうほどでした。それくらい薬に弱い体だったのです。

さらに、両眼の視力も〇・〇一というぐらいの、ひどい近眼で、当然、メガネかコンタクトレンズがなければ危なくて外に出られません。今はメガネなしで外に出られますが、当時はそういう状態でした。

現代医学ではそれらの状態に対する確かな治し方がなかったので、自分自身どうしてよいのかわからなくなって虚無的になり、生きていても仕方がないと考えたりして、とても暗く憂鬱な毎日を送っていました。十代と二十代の前半はまさにそのような状態でした。

## ★ヨーガの本から学んだ「自分の中に治す力がある」ということ

そんな日々の中で、二十歳ぐらいのときですが、運命的な本との出会いがありました。それは、インドの高名なヨーガ行者であるヨーガナンダの著書（『あるヨガ行者の一生』森北出版）をはじめとする、インド人の書かれたいろいろなヨーガ関係の本だったのです。そうした本を読んでいるうちに、ある本の中で二つの教えに心が惹かれました。

一つは、宇宙の根本法則は〈原因と結果の法則〉であるというもの。

もう一つは、「体には自然治癒力が備わっている。生命力というのは自然治癒能力を伴っているので、生きているかぎり自分の中に治す力がある」というものです。

この二つの言葉から私は強いインスピレーションを受けました。

後者の言葉からは、「ああ、そうか。自分が生きているかぎり体の中には治す力があるのだから、何らかの方法をとれば絶対に治るのだ」という確信がもてたのです。

もう一つの「原因と結果の法則」からは、そのときに、たとえ体質的なものであれ、生まれつきによるものであれ、私がそれほど弱い体をもったということは、そこには何らかの原因が必ずあるはずであり、弱い体はその結果であるということを受け止めたのです。

それは結果なのだから、今の結果を見据えて、その原因を探してそれらを一個一個を排除していけば絶対に治る、という直感がそのときひらめいたのです。

それからはというもの、私は希望がもてるようになりました。今まで人に頼ったり、誰かが治してくれると思っていたために絶望していただけで、自分で治せるのだったら自分次第ではないかと思い、とても気持ちが楽になったのを覚えています。

## ★原因は偏った食生活

それからは、とにかく原因はどこにあったのだろうかと、一つひとつ、自分の食事の問題、呼吸の仕方、体の動かし方などを点検していきました。

そうしてわかったのは、私の場合はまず食事がめちゃくちゃだったということです。

私の両親は共働きで家にいないことが多く、朝は母が忙しいとの理由から、朝食は食べなくてもよいという方針だったのです。そのため小学生のときからずっと朝食抜きでした。

成長期に朝食を抜いていたので、午前中は体に力が入らず、学校へ行く途中によく目まいがしてしまい、倒れそうになりました。学校の給食で何とか命をつなぎとめていたような状態だったのです。

今ではちょっと考えられないことですが、学校から帰ってくると夕食用のお金がいつもテーブルの上に置いてあるのです。これで好きなものを買って食べなさい、と。

その頃は東京の下町の板橋区のほうに家があって、駅から歩いて一分の商店街の中に住んでいました。まわりにはお菓子屋さんがいっぱいあるのです。

子供ですから、妹と二人で何を買うかというと、お菓子しか思い浮かばず、お菓子ばかりを買っていました。小学校一、二年生、つまり七つや八つのときだと、栄養のことなど何も知らないのは当然です。いつもお菓子を買って、夕食というと夜は大福とかりんとうといったような、毎日そんな生活をしていました。

当然、体は悪くなります。成長期にタンパク質が取れていませんから、内臓や筋肉をつくるのに必要なタンパク不足で臓器が正常に発達しないわけです。

その結果、成長期の頃の私は毎日体がだるくて、学校から帰ってくると這って部屋に行って、すぐ横になり、食事をしても疲れて、食後は横になって休むような生活でした。
腎臓が悪くなると、とにかく何をしてもだるいのです。腎臓は全身の血液のクリーニングの役目を果たしており、心臓から送られてきた血液の中の老廃物を処理し、尿にして体外に排出する働きがあります。

そのために腎臓の機能が低下すると、血液のクリーニングがうまくいかなくなるために血液が汚れてしまい、常にだるいわけです。

学校に行っていても、授業中は半分ぐらい眠っており、とにかく一日中、疲れて仕方がない、といった感じです。人工透析の一歩手前のような状態でしたので、お小水もほとんど出ません。ふつうに水やお茶は飲んでいるのですが、いつもお小水は一日一回出るか出ないか、そんな状態でした。そうした子供時代をずっと過ごしていたのです。

二十代のとき、ある漢方の専門家に、「あなたの臓器の中には未発達状態のものがあるようです」といわれて、それで納得したのですが……。そのためか、私はアルコールは全然飲めません。

またカフェインもだめです。カフェインを飲むと眠れなくなってしまうのです。最初は原因がわかりませんでした。もちろん、肝臓が悪いというのもありますが、要するに私の肝臓や腎臓が十分に働かないために、体がカフェインを分解できないのです。

成長期の私はさまざまな理由から、食生活がとにかくめちゃくちゃだったということです。さらに自分の体の調子がいつも悪いから、無意識のうちにマイナスのことをどうしても思ってしまう。「まわりの友達が楽しそうにしている青春時代に、何で私だけがこんなに体の具合が悪いのだろう」と。そう思うとつらくて、暗鬱な日々でした。

## ★強いマイナスの思い

いま申し上げたように、食生活がめちゃくちゃのうえに、運動は全然していない。そこにもってきて、マイナス的に思うことが習慣になっていました。

自分はだめだとか、自分だけがなぜ、というマイナス的な思いがいつも強くあったのです。ですから当然、悪いことが重なっているのです。

これらの病気の原因となっていることを一つひとつクリアしていこうと決心して、私はまず食事を改善しました。

食事を変えようと思ってから、最初につまずいたことは、私の味覚の狂いでした。当時の私は、体に悪いものばかりを好んで食べており、身体に良いといわれているものをおいしいと感じられない味覚になってしまっていたのです。

そこで味覚を正すために、一週間の水断食をおこないました。そしてその間、自分が健康体になった姿を瞑想の中でイメージしておりました。

すると断食後、私の味覚はすっかり変わっていました。私の身体が本当に必要としているものを欲するようになったのです。つまり、それまで大好物だった肉が全然ほしくなくなり、逆に今まで嫌いだった野菜や日本ソバ、海藻類が好きになっていたのです。

その結果、今までの食生活の悪いクセが正され、無理することなく良い食習慣が身についていたのです。

次にストレッチです。そのときの私の体はとにかく固かったので、朝起きると首が固くて回りにくいことがよくありました。それで、しょっちゅう寝違えたり、ギックリ腰になったり、突然、立てなくなったりしていたために、鍼や整体によく（週に二～三回）通っていました。それで毎日、朝晩三十分ずつストレッチやヨーガのポーズをして、固い体を柔らかくしていきました。

次は呼吸の仕方です。心にマイナスの思いを常にもっていると、呼吸はとても浅くなっていきます。一方、プラス思考、すなわち希望に燃えていたり、感謝の心があったり、愛の思いが強かったりすると、自然に深い呼吸になるのです。

当時の私は、ものごころがついた頃から体調が悪かったために、自分の体を呪うような感情をもっており、マイナス的な思いが常にありました。健康を望むのであれば、マイナスの思いをもたないように努力することと、今までの原因となっていたものを排除していくことが大切です。

次に、それらの原因となっていることを克服する方法を取り入れていくことです。私の場合は、食事を正すとか、呼吸法をおこなう、そしてマイナス的な思いをもたないようにして、前向きな思いを習慣化していく必要がありました。

それらの原因を克服することを生活の中で実践していった結果、体はどんどん良いほうに向かっていったのです。

最終的に便秘も治り、お小水も出始めて、ずいぶん体も軽くなりました。その頃は神経痛や腰痛、ひどい生理痛など、いろいろな痛みもあったのですが、それらの症状は消えていきました。また肝臓は鈍重感があって、常に重苦しかったのですが、それも良くなっていきました。

しかし最後まで症状として残ったのが、極度の近眼とアトピーです。その頃、ひどい蕁麻疹も毎日出ていたのですが、それは止まりました。アトピーもずいぶん良くなったのですが、完治には至りませんでした。

最後の最後に残ったのが腎臓です。腎臓は先天的だとかなり治すのが難しく、時間がかかるようです。

そこで、「腎臓はどうすれば治るのか」と思って瞑想の中で潜在意識に問いつづけたところ、腎臓を支配しているのは自律神経で、私の場合は、その自律神経のバランスがうまくとれていない、というようなインスピレーションがきました。

## ★師との出会い

では、自律神経のバランスをとるにはどうしたらよいのか、と瞑想の中で心に問うていったとき、自分の潜在意識にはマイナス的な思いがたくさん詰まったままの状態であったことに気づかされたのです。

というのも、自分の体を治していこうと決めた後の私は、日々前向きの気持ちで生活することを心がけていたのですが、生まれてから今日まで常に思ってしまったマイナスの思いの処理がまだ終わっていなかったのです。

そのようなときに高橋信次先生が、過去にためてしまった心のマイナス的な思いを瞑想を通してお掃除することの大切さを教えてくださったのです。

高橋信次先生はもう亡くなられてしまいましたが、精神世界の先駆者のお一人です。その先生にお会いしたときに、心と体は一体であるということと、心の思うことがすべて体に影響するということを教えていただいたのです。

原因・結果の法則を知ってからの私は、マイナス的な思いが出ると、それに気づいた時点でそうした思いを打ち消して、プラスの思いに切り替えるような努力はしていましたが、過去において蓄積してしまったマイナスの思いをどのように処理したらよいのか、わかりませんでした。

私は高橋信次先生と出会うまでに約八年間、ヨーガの本の中で知った瞑想を自分なりに毎日三十分ぐらい、朝晩やりつづけていたのです。しかし当時の私は、瞑想時に納得のいくようなインスピレーションを受けることができず、瞑想中は雑念ばかりが出ており、悩んでいました。

瞑想というものは、自分が求めるものに対する回答が得られる、つまり英知からのインスピレーションを受けられるはずのものであると本に書かれていたからです。

ところが、なかなかそれが得られず、時間が長くなると、どうしても雑念が出てしまう。そして、安らぎが深まってうまくいくのではないかと思うと寝てしまう。そんなことをくり返しくり返しおこなっていたのです。

瞑想が深まっているかどうかは、私たちの心の中の安らぎの深まる度合いによります。そのために、自分ではできているのかどうかの判断がなかなか難しいのです。

そうしたときに、高橋信次先生と初めてお会いできたのです。当時、高橋先生の主催する会には五十万人ぐらいの会員がおり、私はその中の一会員にすぎなかったのですから、当然、高橋先生は私のことなどまったく眼中にありませんでした。

ところが初対面で、私が悩んでいたことをいきなり指摘されました。

「あなたは瞑想のことで悩んでいるようだけれど、今のままいくら瞑想をしていても、残念ながらそれ以上深まらないでしょうね」

突然、そういわれたのです。私はびっくりすると同時に、がっかりしてしまいました。私は今まで瞑想を八年間もやってきたのに、いったい八年間の努力は何だったのだろうか、との思いが頭をよぎったからです。

## ★瞑想の目的とは宇宙意識の声を聞くこと

私自身、瞑想の世界を追究したくて、精神世界の探求を続けてきました。瞑想というのは、私たちの心の潜在意識のいちばん深いところの世界に触れていく作業といえるでしょう。

瞑想は何のためにするのかということを、まず知っていただきたいのですが、瞑想というのは、広辞苑や辞典で調べますと、「目を閉じて静かに考えること」とか、「現前の境界を忘れて想像をめぐらすこと」などと書かれています。古今東西を問わず、哲学者とか宗教家の多くの方が瞑想を実践されてきており、瞑想を通さずして真理をつかんだり、悟りを得た方はいないといってもよいのではないかと思います。

今から数千年以上も前にすでにインドにあったインド最古の宗教文献で、宗教・哲学・文学の根源であるとされているヴェーダの中にも、瞑想については、宇宙の根本真理を悟るうえで不可欠のものであることが記載されています。その理由としては、瞑想の究極の目的が、「宇宙意識」の御心を知ることにあるからなのです。

宇宙意識とは、宇宙の運行を司っている意識のことです。「神」というと、いろいろなニュアンスがあるので、「神」という言葉を使うのは難しいのですが、それは今いわれている「サムシング・グレート」でもあるのです。

この宇宙には、私たちの思いと関係なく、宇宙を間違いなく運行してくれている「偉大なる意識」があり、その御心を知るということは、この宇宙を創った創造神の心を知ることでもあるのです。

もし、私たちが神の御心を知ることができれば、この人生をどう生きればよいかもわかり、迷いから脱却できるのではないでしょうか。悟りを求める多くの人々が瞑想をした理由はここにあるのです。

私たちが瞑想を深めていきますと、この宇宙意識と同じ意識が私たちの心の奥底にあることが実感されてきます。

この宇宙意識とつながっている心を「真我」といいますが、それは表面意識ではなくて、潜在意識のいちばん奥にある「ブッダ意識（＝仏性）」とも、「キリスト意識」とも呼ばれているものです。

それはまた「アートマン」とか「大いなる自己」などと、いろいろな名でも呼ばれています。私たちはそのような偉大な意識を誰でも心の奥にもっているのです。

このことを知ることは、とても大切なことです。私たちが何人であろうとも人間である以上は、教育とか貧富の差など、何ら関係なく、誰でも宇宙意識を心の中に秘めているのです。その宇宙意識の声を聞くことが本来の瞑想の目的なのです。

そして、宇宙の意識とは内なる真我でもあります。この私たちの内側に誰でもが秘めている真我とつながるために、多くの宗教家や哲学者は瞑想をおこなってきているのです。

お釈迦さまやイエスさまも瞑想を通して、いろいろなひらめきを得たり、内なる神の声を聞かれていたのです。以前話題になった『神との対話』（サンマーク出版）の本も真我（内なる神）からのメッセージによるものです。

私たちの真我は宇宙とつながっているので、内なる神からのメッセージは、大宇宙の意識である神との対話ということになるわけです。

本来、内なる神からのメッセージを受けることを目的として瞑想するのですが、ただ目をつぶって何もしないでじっと坐りつづけていても、すぐにメッセージを受け取れるわけではありません。

私たちの心には、無意識の中にいろいろなものが詰まっています。生まれてから今日まで、思ったり感じたり行動したことのすべてが、一瞬一秒も漏らさずに、フロッピーディスクやテープレコーダー、ビデオなどと同じように全部記録されているのです。

瞑想は、まず集中を通して感覚器官を鎮め、潜在意識の中に入っていく作業なのです。私たちが瞑想を始めると、各人の潜在意識の中に入っていき、集中が深まっていくと、真我の部分に触れていくことになります。

ところが、その無意識の中にマイナス的な思いがいっぱい詰まっていると、各人の潜在意識の中のマイナス的な思いが増幅されてしまうのです。

たとえば、心の中に恨みがいっぱい詰まったまま瞑想すると、恨みの思いが表面に浮き上がり、増幅され、憎しみがつのってしまうのです。つまり、あの人のせいで私は不幸になったというような思いがつのり、被害妄想になったり誇大妄想になっていきます。

ですから、心の浄化（心の中のマイナス的な思いを取り除く作業）をせずして、ただやみくもに集中力の強化をしたり、瞑想をしていくことは、精神的な面での危険性があるのです。

## ★「心の浄化」をするために三年間山にこもる

私はものごころついた頃から、いつも体の調子が悪かったので、自分では誰かを恨んでいるとか、そういうことはなかったのですが、自分の体に対する恨みのようなものはあったのです。

なぜ私だけがこんなに弱いのか。なぜいつも胃腸の調子が悪くて体がだるいのか。そして寝るときには、蕁麻疹のため二時間ぐらいかゆくて寝られないといったような状態が続いていたので、無意識の中には否定的想念がいっぱい詰まっていたようなのです。

それを高橋信次先生に「あなたの心の中には否定的想念がいっぱい詰まっていますよ」とズバッと指摘されたのです。

「そのままいくら瞑想しても、あなたの心の次元までしか入れません。指導者がいるときはその光で包まれるので、そのときは、瞑想状態を体験できますが、一人になったら、また今の心の状態の世界までしか入れないでしょう。ですから本当の瞑想を体得したかったら、まず心の曇りを取りなさい」というふうにいわれたのです。

それで、私は心のお掃除、つまり「心の浄化」ということに取り組みはじめました。それを十年間ぐらい続けましたが、そのうちの三年間は山にもこもりました。それは三十代の後半のことであり、内観法を五年間も続けてきたあとのことです。

当時、私は瞑想ヨーガ教室を十クラスぐらいもっており、さらに鍼灸治療もおこなっていたのですが、心の浄化に真に取り組むために、それらはいったん整理しました。心の浄化をメインに考えて、とにかくそれに専念しようと思ったのです。

このように真我が喜ぶような決意をしたときというのは、不思議にどこからか必ず援助が来るものです。栃木の内観道場を主催しておられた先生が、場所を提供してくださったのです。それで自分で山の中にプレハブ小屋を建てて、ひと月のうちの一週間から二週間という単位でそこに入り、心の浄化に没頭したのです。

そうして一年半ぐらいたったときに、止観《しかん》・対人シートを真我からインスピレーションとして与えられ、それに基づいて浄化を進めていったところ、だいたい三年ぐらいでその当時、納得できるような心の浄化が終わりました。

このようにして心の浄化ということに徹底的に取り組んだ結果、嘘のように雑念が減っていき、さらに続けて瞑想をおこなっていくと、心の浄化に比例して雑念が出なくなっていったのです。そして、そのときふっと思ったのは、米国の牧師のジョセフ・マーフィーのことでした。

私は二十代の頃から、心のエネルギーの偉大さについては、強く感じていました。それでマーフィーの『眠りながら成功する』とか『人生は思うように変えられる』（ともに産業能率大学出版部）等の本を読んで、感銘を受け、私もその教えどおりに実践してみたのですが、どんなことを願っても一つも実現しなかったのです。眠る前に、「私は絶対こうなります」といくら唱えても、それが実現しないのです。

当時の私はこの本で説かれている「強く思ったことは実現する」という理論はよく理解できるのですが、自分自身の願望とか、理想・希望などをいくら願っても、何一つ実現しないタイプの人間でした。

それで私はとても悩みました。その本に体験者として出ている方と自分とはどこが違うのかと。マーフィーの本に体験者として出てくる方たちは、それぞれの願いがみごとに実現しているのです。

それにひきかえ私のほうは悲しいくらい、何一つとして叶わなかったので、私はこういう方面の能力が特別欠けているのではないかと思って、とてもがっかりしていた時期がありました。

## ★希望実現のための秘訣

ところが高橋信次先生に出会ったときに、その謎が解消されたのです。そこでわかったのは、ストレートに希望が実現する方というのは、理想的な家庭環境の中で育っている方々であるということです。

つまり、両親がプラス思考の持ち主であって、大らかに育てられ、心にマイナス的な思いを溜めずに育っていたり、また学校でも自分のプラスの良い面を伸ばしてくれるような、良い先生に出会って、良い面が伸びるような教育を受けている方は実現しやすいわけです。

そのような方は、マーフィーが教えている心の法則を知っただけで、心の中に曇りが少ないためストレートに信じることができるのです。


ところが、私たちの心にマイナス的な思いがいっぱい詰まっている場合、心の法則を知っていても、一方でそれを否定する自分がいるのです。私がそうでした。「私は絶対こうなりたい」と瞑想の中で思っても、「そんなうまい話はない」とか、「そんなのは特殊な例だ」とかいうふうに、打ち消すもう一人の自分がいるのです。

そういうことで、結局、その頃の私は自分はこうありたいと思っても、雑念の中で自分が決めたことを否定する自分が出てしまい、結果として何も実現しなかったのです。

なぜかというと、私たちのこの三次元では、理想や希望が実現するには法則があるのです。これは私の持論ではなくて、宇宙の法則であり、また心の法則でもあるのです。

その法則とは、私たちが異次元の世界——心というのは異次元です——で思ったり感じたりしつづけたことが三次元の現象界に現れるということです。

ですから、私の瞑想のセミナーに来られた方の質問で多いのは、「自分は毎日瞑想をしています。それでいつも自分はこうなりたいとか、また他の願いを毎日二十分も思いつづけるのに何も実現しないんですが、なぜでしょうか」というものです。

私が昔突き当たっていた疑問と同じですが、そのような方に私は次のように答えています。

「二十分は確かにプラスの思いをもっていますね。一日のうちで、八時間寝るとして、起きている時間は十六時間ですから、十六時間から二十分を引くと十五時間四十分となります。今日一日か昨日の十五時間四十分の間、何を思って生活をしていたのか、思ったことを全部紙に書いてみてください」

それを実際に書き出していただくと、本人もびっくりするほど、「え、私一日中こんなにマイナス的なことを思って生活していたんでしょうか」といわれます。

## ★マイナスのことを思えばマイナスのことが実現する

このように、多くの人々の無自覚のうちに思っていることは、マイナスのことのほうが多いのです。ほとんどの方が行動のほうはチェックしても、ふだん自分が何を思っているかをチェックしていないようです。

ところが行動の前に「思い」があり、すべては「思い」から出発しているので、心に何を思うかが、私たちの運命を左右するのです。私も高橋信次先生に出会って、それを教えていただいたのです。行動はその結果なのです。私たちは、まず思うからしゃべる、思うから行動に移すのです。

だいたい人を誹謗したり、憎しみや悲しみなどのマイナスの言葉が出たときは、ふつうはその数十倍以上は思っているといわれています。

ふだん、社会生活を営んでいる多くの方には理性がありますので、個人的な感情などは抑えていますし、もし心に思っていることを全部言葉に出してしまったら、大変なことになってしまい、すぐに人間関係がおかしくなってしまうので、そうしたものは抑えていますが、マイナス的なことは、けっこう知らないうちに思っているものです。

その結果はどうなるのでしょうか。私たちの現実は、トータルして長く思いつづけたことが実現するのです。ですから瞑想の間の二十分間、「私はこうなりたい。絶対にこうなる」とプラスの思いを持ったとしても、一日のうち、睡眠時間と仕事の八時間を引いて残りの七時間ぐらいの間、トータルで三時間ぐらい「自分はだめだ。そんなにうまい話はない」というような否定的な思いを思ったとしたら、どちらが実現すると思いますか？

当然、長く思ったほうが実現してしまうのです。

ですから、「自分はだめだ」とか、「できない」ということを常に思っている方は、「だめなこと」や「できない自分」が現実化してくるわけです。また、そんなにうまい話はない、と思っている方は、そのとおりのことが現実化するのです。

## ★運命は自分の思いが創り上げている

ところが、どんな逆境の中にあっても、すべて感謝で受け止めたり、それを一つの学びとして、「二度と同じ誤りをくり返さないよう、私は次からこうしていこう。この件を通していろいろなことを学べて本当にありがたい」と思える方もいるのです。

そのような方はプラス思考の人といわれていますが、そのように思っていると、ありがたいことがどんな災難の中でも次から次へと起こってくるのです。それが、この私たちの生きている世界の法則なのです。

ですから、今ひとつ、いろいろなことが思うように進まないという方も、今から思うことを変えたら事態は変わっていきます。それは、自分の思い方を変えることでできるのです。これは、やる気さえあれば誰でも可能なことなのですが、いちばん難しいといわれれば難しいかもしれません。

先ほど申しましたように、私も「心の法則」を知った当初、ずいぶんとまどいました。なぜなら、自分ではそんなにマイナス的な思いが多い人間とは、夢にも思ってもいなかったからです。交友関係ではけっこう外向的であり、それに友だちもたくさんいました。

ところが、自分の体に対しては毎日悩んでおり、胃腸の具合が悪いとか、腰が痛い、かゆくてつらい、だるいなどのマイナス的な思いをけっこう思っていたのです。そのために、無意識の中にはマイナス的な思いがたくさん詰まっていたのです。

そこで私は、それらのマイナス的な思いを思わないようにし、その思いが出るとすぐプラスの思いに変えるよう、心がけていきました。それをすると、とても気分が楽しくなり、自分のまわりに楽しいことが次々と起こりだしました。

私たちの心の状態が「現実世界」というスクリーンに投影されるということです。マイナス的なことを思えばマイナス的なことが実現し、プラス的なことを思えばプラス的なことが実現するのです。

つまり、私たち各人の運命は自分の思いが創り上げているということなのです。

## ★プラス発想で相手からのマイナスエネルギーは跳ね返せる

あるテレビの番組で見たのですが、丑三つ時に五寸釘をもって、わら人形に打ち付けるというようなことが、現在でも実際におこなわれているようです。

対象にされた人はどうなるかというと、その人の心がマイナスであれば、釘を打たれたところはおおむね具合が悪くなるようです。しかし、対象にされた人の心がプラス的な思いで満たされていれば、その恨みのエネルギーを跳ね返してしまうので、何の影響も受けません。

ですから、自分がプラス発想で、プラスの思いを常にもちつづけていれば、相手からのマイナス的なエネルギーは跳ね返せるのです。ところが、対象にされた人の心がマイナス的な思いでいるときには、同じ波動のために同調して、送られてくる恨みの念波を全部受けてしまいます。

それでは、五寸釘を打った本人はどうなるのかというと、その人は恨むということに心を集中させるために、恨みがどんどん増大していき、イライラがつのり、その結果、心の安らぎを失っていきます。そんなことをしても、物事は決して解決しないのです。

私たち各人に降りかかった災難や被害、好ましくない出来事、それらすべてに意味のないものなど何一つないと思います。

この世の中で起こるどのようなことの中にも、必ずその中に学びがあったり、自分が遭うべくして遭う何かがあるのだと思うのです。私自身も心の世界のことを勉強してきて、毎回それは感じさせていただいております。

ですから、自分にとって不都合な人に出会うとか、苦手な人が身近にいるとか、この人とは縁をもちたくないというような人に出会ったときは、自分を磨いてくれるすばらしい役目をもったソウルメイトだと思えばよいと思います。

## ★悩みの相手は自分を磨いてくれるソウルメイト

ダイヤモンドでも、磨かなければただの原石です。ですから、私たちの魂も玉石混淆といって、いろいろな人々の中で生きているわけです。磨いてくれる方がいるからこそ、光を放つのです。

そういう意味では、自分に立ち向かう人とか、自分を攻撃する人というのは、自分を磨いてくれるすばらしい人だということが、心の浄化をすすめていくとはっきりわかります。

私自身も、三十代はじめの頃のことですが、心の世界の勉強をし始めた頃に、十歳ぐらい年上の上司の女性との対人関係で、大きな悩みがあり、三年ぐらい苦しみました。

なんで私がこんなに苦しまなければいけないのかと葛藤し、そこから逃げたくて、その仕事場を辞めればよいのだと思ったときに、心の世界の勉強をしていたおかげで、「いま辞めたら逃《に》げになる」との思いが出て、踏みとどまることができたのです。

この職場を辞めるのなら、その人と大調和して辞めるべきであると思ったのです。それで、その女性との悩みの原因を徹底的に追究するために、三週間ぐらい山に入って心の浄化の瞑想をおこないました。止観瞑想とか対人関係調和の瞑想、内観などを通して、その方との関係をずっと見直していったときに、いろいろな気づきを得たのです。

その方との問題から学ばせていただいたものには、計り知れないものがありました。今の私が、今日、心の浄化のセミナーをさせていただけるのは、その方のおかげだと思っています。対人関係調和法のカリキュラムは、その方がいなかったら編み出されていなかったと思います。

その方との関係を瞑想の中で追究していくと、まさしく自分の中にあったものを、その方が私に見せてくれていたのです。つまり、自分が見たくない自分の恥部を相手の中に見て、葛藤していただけであったことに気づかせていただいたのです。

私が葛藤の原因に気づき、それを認めて、自分の心の中にあった醜い面を解放する努力をして、相手の良い面を見て、それを認めていくうちに相手が一八〇度変わってしまったのです。

そして、その方と仲良く仕事をさせていただけるようになったのです。本当にこれこそソウルメイトではないかと思いました。


この件を通して、私たちが不調和な人間関係の原因に気づくまで、不調和な関係が続いていくのだということも教えていただきました。

このようにして、生まれてから今日までかかわったさまざまな人の中で、特に引っかかりのある人や、心にわだかまりのある問題を一つひとつ瞑想と呼吸法を使って解消していった結果、いろいろなことが実現し始めたのです。

さらに私は真我からさまざまなメッセージを受けられるようになりました。瞑想の真髄、すなわち自分が問いただしたことに対する回答を受け取らせていただけるような状態になったのです。

# 第2章

# 瞑想・呼吸法との出会いで救われた

## ★ヨーガの呼吸法の効果への疑問から

私は十代の後半からヨーガを始め、十年ぐらいヨーガの呼吸法をおこなっていました。ヨーガの呼吸には、いろいろな効果があると思います。しかし当時の私には、何か引っかかるものがあったのです。

ヨーガの呼吸法について述べてある、いろいろな教典を読むと、すばらしい効能が書かれています。たとえば、喘息がたちどころに治るとか、胃腸病がすぐ良くなるとか、三カ月もすれば体質が変わり、霊感も得られる、というような効能がいっぱい書かれているのです。

そしてヨーガの呼吸法にはさまざまな技法があります。たとえば、四秒かけて左の鼻から息を吸って、八秒止めて、右の鼻から一六秒かけて出す方法や、そのほかにもいろいろあります。そのような技法を使った呼吸法を、私は毎日、朝晩三十分から一時間ぐらいはきちんとおこなっていました。

その結果、それなりの深い呼吸も体得しましたし、心の安定なども確かに得られたのですが、「でも、もっと効果があってもよいはずなのに、本に書かれているような効果が出ないのはなぜだろうか」と、ずっと疑問に思っていました。何かが欠けているのではないかと常々思っていたのです。

## ★白隠禅師を不治の病から救った丹田呼吸法

あるとき、白隠禅師の『夜船閑話（やせんかんわ）』という書物を読んだのですが、そのときに、「求めていたものはこれだった」と思い、心が熱くなりました。

『夜船閑話』の中に、白隠さんが重い結核を呼吸法で完治した話が載っていたのです。

当時の結核というのは不治の病であり、白隠さんもあの当時、あと二、三カ月の命といわれて、お医者さんから見放されたのです。今でいうと末期癌のような状態といえるでしょう。

白隠さんはこの大病をなんとしても治したいと思い、当時、京都の白河の山中に隠棲していたときに白幽子《はくゆうし》という仙人から、「あなたの病が治る方法はある。それには、二つのことをしなさい」と告げられたのだそうです。

その一つが、のちほど紹介する「丹田」を使う呼吸法です。もう一つが「軟蘇《なんそ》の法」という一種の瞑想法です。その二つを実践すれば、たちどころに治るだろう、といわれたとのことです。そして白隠さんは毎日千回、その呼吸法を実践して、見事にその大病を完治させたということです。

そのとき私は、不治の病とされていた当時の結核がたちどころに治るほどの呼吸法とは、きっとすごいものにちがいないと直感したのです。と同時に、ヨーガの教典に書いてあった呼吸法には、この丹田を使うことが抜けているのではないかとの思いが浮かびました。

ヨーガというのは、今から数千年前からすでにインドにあったとされております。西欧社会にヨーガ思想を布教したヴィヴェーカーナンダは、ヨーガの定義を「われわれを神へ導く何らかの修養の仕方」としています。

この修養方法の一つに呼吸法があったのです。当時は本を書く技術もないし、テープレコーダーもなかったので、口伝で伝えられたものが後に文献に記されたために、正確にすべてのことが伝わらないのは、仕方のないことだと思います。

ヨーガの呼吸法についての本には、丹田（チャクラ）という言葉は出てくるのですが、丹田を意識的に使っておこなう呼吸法のことは出ていなかったのです。もしヨーガの呼吸法の本に書かれているような、さまざまな効果があるのであれば、その効果を出した人々は、呼吸法をするときに丹田を意識しておこなったのではないか、との思いに至り、私はその後、徹底的に丹田を使った呼吸法を実践しながら研究していこうと思いました。

ところが、丹田を使う呼吸法のやり方について書いてある文献が見つかりませんでした。どうしたらいいのかと模索しているときに回答が与えられたのです。それはある健康雑誌の中に回答があったのです。求めていると必ずそういうことに出会うものです。

## ★丹田呼吸法を実践する医師

その雑誌にはこういう記事がありました。済生会病院の初代の院長先生のある健康対談で、「自分は白隠さんの『夜船閑話』を読んで、丹田呼吸を毎日百回おこなったら、それまで自律神経失調と慢性の下痢がどうしても治らなかったのが、三週間で薄紙をはぐように、たちどころに治ってしまった」という記事に出会ったのです。

さらに、その院長先生が、「入院患者で希望者に丹田呼吸法を実践してもらったところ、その間は薬も注射もいっさい使わないで、いろいろな病気が治っていった」というコメントが出ていたのです。まさしくこの丹田呼吸こそ呼吸法の真髄である、との確信がもてました。

そしてそこには、「息を吐いたら丹田を引っ込める、吸うときは丹田を膨らます」というヒントが書かれていたのです。それで、とにかくこれを徹底的におこなってみようと思い、私もその日から、今までのヨーガの呼吸法をいったん横に置いて、それだけに専念しました。その丹田呼吸のやり方は、いろいろな技巧を使うヨーガの呼吸法よりもずっとシンプルでした。

それを、毎日とにかく百回実践しようと思って始めました。すると、今までとは効能が全然違うのです。私は自分の体ではっきりと効果を感じることができたのです。

私はそれまで病気の問屋状態であり、いろいろな病気をかかえていましたから、自分の体で実証できる、すごく良いバロメーターになるのです。

その頃、便秘などもある程度良くなってはいたのですが、まだ腸に癒着している部分があって、お餅やとろろイモなどは食べられませんでした。もし食べると、腸閉塞の手前のようになって、とても苦しくなってしまうのです。さらに胃もかなり下がっていました。

これらの症状がこの呼吸法で治るかもしれないと思って、必死で始めたところ、腸の調子が大変良くなりだし、さらに下がっていた胃も上がりだしてきたのです。このとき、私は「ああ、求めていたものに出会えた」と思いました。

## ★丹田呼吸法一日千回――言葉にはできないほどの体の爽快感

それで、白隠さんが毎日、呼吸法を千回おこなっていたということから、私も千回に一度挑戦してみようと思い、実行することにしました。まとまった時間が必要なので昼間は無理と思い、夜中にすることにしました。

ちょうどその頃、内観道場でお手伝いをしておりました。内観道場の消灯は九時。起床が朝の五時だったので、夜の九時から始めて夜中じゅうおこなえばできるだろうと思い、寝床に時計とマッチ棒を置いて丹田呼吸法に取りかかりました。

指で千回数えることなどとてもできないので、十呼吸し終わると一本マッチ棒を置いて数えていく方法でおこなったところ、九百回寸前で朝の起床になってしまったのです。私の場合、八時間呼吸法をしつづけて九百回できなかったのです。

そのとき白隠さんのすごさをまざまざと見せつけられました。毎日千回の呼吸をされたということは、毎日十時間ぐらいおこなっていたということがわかったのです。毎日十時間の呼吸法を続けることができる白隠さんの集中力と気力のすごさに圧倒されました。

私は、八時間続けて呼吸法をおこなったのは、そのとき一回だけでしたが、終わったあとの体の爽快感は言葉にはできないほどでした。一カ月ぐらい、頭は冴えわたり、頭の中に風が吹いたようにさわやかでした。そしてすべてが明晰になったという感じで、記憶力も良くなり、腸の調子は良いし、体は飛ぶように軽くなりました。

このとき私は、丹田を使う呼吸の効果を身をもって体感し、この呼吸法の実践を続けていく決意を強くもちました。

## ★呼吸法に瞑想を組み合わせた瞑想呼吸法を編み出す

ふだんの生活では呼吸法を毎日千回などとてもできませんので、私は、一日百回を自分に義務づけました。

そして、丹田を使う深い呼吸法を半年ぐらいおこなっているうちに、その当時、呼吸法に一日一時間ぐらいの時間を費やしていましたので、その間、ただ呼吸しているだけではもったいないと思うようになったのです。

その時間を呼吸だけでなく、それに瞑想を併せたらもっと効果が出るのではないか、というインスピレーションを受けたのです。

現在、朝日のエネルギーに自然治癒能力を高める何かがあるのではないかということで、お医者さんの中にも朝日の日光浴をすすめる方がおられるようですが、その当時、私には朝日と呼吸を組み合わせるというイメージが出てきたのです。

その方法とは、息を吐くときには丹田を意識して息を吐き、息を吸うときには必ず朝日をイメージして、朝日のプラーナを取り入れ、朝日の「気」、宇宙の「気」を取り入れることによって、体にエネルギーがみなぎってくるというものです。このように瞑想と呼吸法を組み合わせるということで、瞑想呼吸法が編み出されたのです。

私はその当時、瞑想ヨーガを教えており、教室を十クラスぐらいもっていました。そこの生徒さんたちに、呼吸法についてはそれまではずっとヨーガの呼吸法を教えていたのですが、そのときから丹田を使う丹田呼吸法に切り替えて、息を吸うときには朝日のイメージを取り入れておこなう呼吸法を皆さんにお勧めしたところ、それだけで効果が全然違ってきたのです。

便秘が二週間ぐらいで完全に治ってしまったとか、下痢が治ったとか、血圧が下がったとか、そうした方々が次々と出始めたのです。そのとき、「私が求めていたのは、これだった」と思い、深い感動を覚えました。

## ★一瞬に十パターンの呼吸法のビジョンを得る

息を吸うときに朝日のイメージを使う瞑想呼吸法を十年以上続けていましたが、その数年後に『呼吸を変えれば奇跡が起こる』『呼吸を変えれば未来が開く』（ともにKKロングセラーズ刊）という二冊の本の執筆依頼がありました。そのときに、本を書くのですから、いろいろ構想を練ったり、章立てしたりして、本の内容をあれこれ考えながら瞑想をしたところ、瞑想呼吸法の新しいビジョンが見えてきました。

今までは、太陽と呼吸を組み合わせる「**太陽呼吸法**」しかおこなっていなかったのですが、そのとき、呼吸と組み合わせるさまざまな十パターンの瞑想のビジョンが出てきたのです。こうして、十パターンの瞑想と呼吸を組み合わせた**瞑想呼吸法**が確立されたのです。

この瞑想呼吸法の基本は太陽呼吸法にあり、その太陽呼吸法には、体の悪い箇所を治したり、心の中をプラスの思いに変えたり、体にエネルギーを満たすなど、さまざまな効力があります。また、この呼吸法の実践によって、私たちが望むいろいろなことが実現していくことを多くの方々が体験しています。

そのほかに、心に引っかかっている人や苦手な人との調和のためには、「**和解の呼吸法**」があります。

お世話になった方々や、今までお世話になりながらお返しをしていない方に対して、感謝のエネルギーを送る「**感謝の呼吸法**」という方法もあります。

それから、私たちの希望の実現を助ける「**希望実現呼吸法**」もあります。

自分が特に希望していることや、こうなってほしいという望みを一つずつ絞っていって、各人の望みが実現したイメージと呼吸を併せておこなうのが希望実現呼吸法です。

さらに、自分の真我と直結するためのマントラを瞑想の中で知って、そのマントラと呼吸を組み合わせておこなう「**マントラ呼吸法**」もあります。

あとは、「**ヒーリング呼吸法**」です。それには自己ヒーリング、すなわち自分をヒーリングする呼吸法と、他者ヒーリング、つまり相手を治す呼吸法の二つがあります。

さらに「**視力回復呼吸法**」や「**ダイエット呼吸法**」など、だいたい十パターンぐらいの呼吸法があります。

これらの呼吸法をそのとき一瞬にして、ビジョンで見せられたのです。

## ★腎臓の奇病を瞑想呼吸法で治した若い女性

本書では、呼吸法の中の基本である「太陽呼吸法」と、自分および他人を癒す「ヒーリング呼吸法」を紹介したいと思います。読者の方が実際に太陽呼吸法をおこなって、自分をヒーリングする方法を覚えていただければ、今後の人生でいろいろなときに役立てていただけると思うからです。

数年前の事例ですが、三十代ぐらいのきれいな女性の方が腎臓の奇病にかかったのです。どのような病気かというと、腎の尿細管が吸収不良を起こすというものでした。症状としては、熱が続き、栄養成分が尿の中にどんどん出てしまい、体がだるくて仕方がないというものでした。

大学病院で検査をしたところ、お医者さんからは非常に特殊な腎炎の疑いあり、と告げられました。そして「ここでは症例が二例しかなく、現段階では治療法が確立されておりません。残念ながら二人のうち、一人は人工透析となり、もう一人は亡くなりました。あなたもこのままいけば透析をしていただくことになるでしょう」といわれたのです。そして、現時点での治療法はステロイドの内服しかなく、それも治る確率は五〇パーセントといわれたそうです。

そのことで本人も、またご両親も彼女が一人娘であったため、たいへんなショックを受け、途方に暮れて、新体道の青木宏之先生のところに相談に行ったのです。すると青木先生が、「それだったら腎臓病を瞑想と呼吸法で治した方から直接お話を聞くのがいいでしょう」ということで、私のところにお見えになったのです。

私は彼女に自分で腎臓病を治した経過を話すと同時に、「まず瞑想呼吸法をして、腎臓の細胞と対話してみてください。真剣におこなえば絶対良くなると思いますよ」というような話をしました。

彼女は素直にそれを受け入れ、私の教室に参加することを決め、瞑想と呼吸法で治す決意をされたのです。そして、その日から瞑想呼吸法一日百回することを始めたのです。治療法のない病気であったこともあり、それは真剣そのものでした。

それからの彼女は、毎日、瞑想呼吸法と瞑想の中で、臓器と対話をしていくことを続けていきました。どのようにして対話をしていたのかというと、まず心を静め自分の腎臓に心を集中していきます。そして心の中で腎臓の細胞に声をかけていくのです。つづいて、どのようにすれば治るのかを腎臓に聞いていくのです。

彼女がヒーリング呼吸法を始めた当初、腎臓を朝日が照らしているイメージをおこなうと、腎臓がいやがったそうです。太陽の光を入れようと思っても、腎臓が拒否して受けつけなかったということです。

それは、彼女の腎臓の状態があまりにも悪かったために、腎臓の細胞がマイナス的なエネルギーの影響を受けていたからです。つまり、マイナス的なエネルギーが強いときは朝日のプラスのエネルギーをなかなか受けつけないのです。

最初は、太陽呼吸法をおこなおうとしても太陽の光がイメージできなくて、大変だったようです。彼女も自分ではそれほど悩みも深いほうではないし、引っかかっている人もあまりいない、といわれていましたので、なぜ自分が朝日のプラスのエネルギーを受けつけないのか、わからなかったようです。

その後、心の浄化の瞑想をおこなう「真我実現瞑想セミナー」に参加され、とても小さなことにこだわっていた自分に気づいたそうです。

そして、彼女の心の中のわだかまりや引っかかりを一つひとつクリアーにしていくことと平行しながら、瞑想呼吸法をおこなったとのことです。

その結果、クレアチニンの数値が正常になっていったのです。瞑想呼吸法を始めてから三カ月めで、ほぼ正常値になり、お医者さんは首を傾げて、「このまま様子をみてみましょう。一応、毎月一回は検査に来てください」とおっしゃったそうです。

このとき併行しておこなっていた「心の浄化のセミナー」は四カ月で全課程が終わるのですが、心の浄化のセミナーの三カ月めの頃には数値が安定し、腎臓の状態も普通の人とほぼ同じ良好な状態になっていたのです。

そして四カ月後に検査に行ったときに、お医者さんから不思議そうな表情で、「もう再発の可能性はゼロですよ」といわれたそうです。

## 特殊な腎炎の発病から完治までの経過

| | |
|---|---|
| 99年11月 | インフルエンザをこじらせ発病 |
| 99年1月 | クレアチニン（1.8）<br>尿検査（蛋白・糖共＋＋＋以上）<br>カリウム・重炭酸ナトリウム投薬開始（この間、民間療法で回復を図る） |
| 99年5月 | 大学病院に検査入院<br>クレアチニン（1.3〜1.6）<br>尿検査（蛋白・糖共＋＋＋以上） |
| 99年5月末 | 退院<br>原先生と面接<br>呼吸法開始<br>1日100回太陽呼吸法 |
| 99年6月末 | クレアチニン（1.1） |
| 99年7月 | 尿検査値に変化 |
| 99年7月末 | クレアチニン（1.0） |
| 99年8月 | 尿検査（蛋白：＋　糖：＋） |
| 99年8月 | クレアチニン（1.1） |
| 99年9月 | クレアチニン（0.9）<br>尿検査（蛋白：± 糖：−）<br>カリウム・重炭酸ナトリウム投薬中止 |
| 99年10月 | クレアチニン（1.0）<br>尿検査（蛋白：±　糖：−） |
| 99年12月 | クレアチニン（0.9）<br>尿検査（蛋白：−　糖：−） |
| 2000年2月現在 | 検査値すべて正常値 |
| 2000年6月 | クレアチニン（0.9）<br>○大学病院より再発の恐れなしとお墨付きをもらう |
| 2000年12月 | クレアチニン（0.8）<br>○大学病院とサヨウナラ！ |

＊＊＊クレアチニン：腎臓の状態を示す数値（対数表示）

## ★心の中で臓器の細胞に話しかけてください

彼女の病気が完治したのは、彼女の心の中にあった心の曇りを取り去り、心の中がプラスの思いで満たされていった結果、みずからの自然治癒能力がフルに活動し始めたということです。

そして、腎臓の細胞と対話することによって、彼女の腎臓の意識が正常に働きだしてくれたということです。

近代文明の恩恵を受けている多くの人々は、体のどこかに問題をかかえていることが多く、どこにも悪いところがない人は少ないのではないかと思います。

たとえば眼ひとつとってみても、眼に何のトラブルもない人は一割ぐらいのようです。

また、体は丈夫でも精神を病んでいる場合もあります。

それでは読者の皆さん、いま具合が悪いと思うところ、どこでもいいですから、右手をあててみてください。そして眼を閉じて、その臓器や器官、関節などの細胞に話しかけてみてください。そしてなぜ具合が悪くなったのか、その原因をたずねてみるのです。たとえば、「なぜ、今こんなふうに具合が悪いのですか。その原因について教えてください」と、心の中で静かに細胞に語りかけてみてください。

そうすると、なんとなく思いあたることがあると思います。睡眠不足で体に無理をしていたり、眼の場合には酷使していて休ませていないとか、いろいろな原因に気づかれることと思います。

このような対話を瞑想と呼吸法の中でおこなっていくと、患部の細胞からのインスピレーションを受けて、今まで気づいていなかった原因などに気づくことが多くあります。

先の腎臓を患っていた女性の方の場合は、それまでは前向きで明るい健康な方であったために、過信して腎臓に負担をかけるような生活をしていたことに気づかれました。そして最初に腎臓に声をかけたときには、腎臓が素直になってくれず、治ってくれるようにお願いしても、すぐには受け入れてくれなかったとのことです。

## ★相手の臓器に原因を聞き、治療にあたっていた師

私に心の偉大さを教えてくださった高橋信次先生は、ご本人の予言どおり四十八歳の若さで亡くなられました。先生は、最初から自分の人生の設計図が四十八歳以降は空白になっている、ということを、二十代のときにすでにおっしゃっていたそうです。そして事実、そのとおりになったのです。

高橋先生は人の心を読むことができ、体の悪いところはすべて見通せて、一回で治すことができたほどの、超能力のある方だったのですが、他人の悩みの解消や体を治すことばかりに専念するあまり、自分のことはいっさい考えない方でした。

そのため、ご自分の使命を悟られてから八年間というものは、睡眠が毎日三時間ぐらいという超多忙な日々が続き、最後は過労で亡くなられたのです。

高橋先生はそれまで病気知らずの健康体だったので、ご自分の体が病気になることなど考えてもいなかったようです。亡くなる半年前の講演で、先生が話されたことですが、病

気を治すときには、相手の臓器と対話して原因を聞き、治療にあたっていたというのです。「臓器から聞けば臓器が原因を教えてくれます。具合が悪くなった原因を答えてくれるのです」とおっしゃっていました。

それで、ご自身が病気になってしまったときに、自分の臓器と初めて対話されたそうです。すると臓器が怒りだして、「あなたは他人の体のことは心配して、何人もの人を治してきたけれども、自分たちに対しては何ですか。酷使するばかりで、何の注意も払ってくれなかったじゃないですか」と言われたと、苦笑いしながら話されたのを覚えています。

高橋先生は亡くなる直前まで健康でしたので、会員から出された食事は肉類であろうと、脂肪分や塩分の多い料理であっても、より好みせず、すべてありがたく残さずにいただいたということです。

そのため、古い塩分などが腎臓に詰まってしまい、ついに腎臓が「あなたは何でも食べて、長年あなたが取りつづけてきた古い塩分とか動物性脂肪が腎臓に詰まってしまい、私たちはもう動けません。好きなようにしてください」と怒ったそうです。

それで最後には、腎不全で亡くなられてしまったのです。また心臓にも「私たちは限界です」と宣告されてしまったのだそうです。要するに、全部の臓器がさじを投げてしまったということです。

このように、臓器には臓器の意識があるのです。ですから、具合の悪い臓器の細胞から答えを聞くことができれば、おのずと治し方もわかり、あとは、治し方としてインスピレーションを受けたことを実践していけば治っていくのです。

高橋先生の場合は、残念ながら手遅れの状態になってしまったのですが、亡くなる一カ月前まで講演されていました。本当に最後の講演は息づかいが荒く、とても苦しそうでした。普通の人でしたら、そのような状態で講演どころか立っていることもできないなかで、高橋先生は使命感から最後の講演をされ、その一カ月後ぐらいに亡くなられてしまいました。

## ★過去のマイナスを理想的な形に修正する心の浄化システム

最後に、私がセミナーなどでおこなっている「心の浄化」のシステムについてごく簡単に紹介しておきます。

このシステムは「内観法」を第一ステップに入れて、第二ステップでは「止観法」をおこないます。これは過去のいろいろなマイナスの出来事を瞑想を通して理想的な形に修正する、すなわち一つひとつ過去の傷をもう一度、理想的なビジョンでやり直して、心の中で修正していくというものです。

この止観法をおこなうと、心はしだいに浄化されていきます。そして心の中がとても軽くなっていき、さわやかな気分を体験できるのです。

「対人関係調和法」、つまり人との関係を見ながら、自分はどういう人間なのかを見る第三ステップがあります。そして第四ステップで、真我が何を求めているかを知っていくための「理想・希望実現法」があります。

このセミナーは、期間が四カ月にわたる、月に三日間のセミナーで、土曜日、日曜日、月曜日を使ってマンツーマン的な指導をさせていただいております。

心の浄化を目的としたこのセミナーが、私の仕事の柱として一つあります。そのほかには、呼吸法と瞑想に重点をおいたクラスで指導させていただいております。

心の浄化と併行して呼吸法をおこなっていくことで、今まで心の中にマイナスの思いをため込んでいた方でも、短期間で心の中がプラス的な思いに転換されていきます。

しかし、それほど過去にいろいろな問題もないし、ふだんこれといった引っかかりもないという方は、瞑想・呼吸法をおこなうだけでも、心の中にプラスの思いが多くなっていくことでしょう。

ただ、いろいろな引っかかりや悩みをいっぱいかかえているとか、体が極端に弱いとか、長年慢性病をもっている方の場合は、どうしてもマイナス的な思いが心の中に詰まっていますので、そういう方は心の浄化も併行したほうがプラスの思いへの転換が早いということです。

# 第3章

# なぜ呼吸法に効果があるのか

## ★酸素の摂取量が増えれば血液が浄化され、抵抗力も高まる

本章では、皆さんが呼吸法を実践されると、生理的にどうなるか、そしてどのような効果があるかを説明させていただきたいと思います。

私たちは三秒間、脳に酸素が送り込まれないと意識不明になるということは、ご承知のとおりです。そして三分間、酸素が送り込まれないと、脳の細胞は死ぬ、といわれています。そのくらい、呼吸というのは脳にとって大切なものです。

普通の方は一分間に一四～一八回ぐらいの呼吸をしています。そして一回の空気の摂取量は、だいたい一五〇ccから五〇〇ccぐらいです。人によって肺活量も違うので、幅はありますが、通常の空気の摂取量はそんなものです。

ところが意識して丹田を使う呼吸をしていただくと、自動的に七五〇cc以上の空気が体内に入ってきます。五体投地の呼吸法（瞑想呼吸のやり方の一つ）では、二〇〇〇ccから二五〇〇cc以上も入ってきますので、人によっては三倍から十倍ぐらいの空気が摂取され

ることになります。

では多量の空気が体内に摂取されると、どういうことが体の中で起こってくるのかを考えていきましょう。

●空気がたくさん体内に入るということは、酸素の量も増えます。新鮮な酸素が大量に体の中に取り入れられますと、まず血液が浄化されます。

浅い呼吸をくり返していると、血液が酸素不足になって血液の状態は悪くなり、血液が酸性に傾き、病気への抵抗力が弱くなります。

また、静脈の古い血液がスムーズに心臓に戻りにくくなり、慢性疲労の原因になったり血行不良になって、足が冷えたりします。

●脳は、体のほかの部分に比べていちばん酸素を必要とするところです。ほかの臓器より十倍ぐらいの酸素を必要とするといわれています。

浅い呼吸をくり返していると、脳への血行が悪くなってボケたり、記憶力が減退したり、物忘れがひどくなります。

お年寄りがだんだん物忘れがひどくなるという一つの原因は、年をとると若いときよりだんだん呼吸が浅くなることにあるのではないか、と考えられます。

お年寄りの方に多い、背を丸めた前かがみの姿勢になってしまった場合、深い呼吸をしたくともできず、肺の上のほうのみを使う浅い呼吸になってしまいます。

背骨をスッと伸ばせば肺は広がり、呼吸も自然に深い呼吸になってきます。
●呼吸が深くなれば脳細胞の中の隅々にまで酸素が送り込まれ、頭はスッキリして記憶力が良くなり、さらに集中力が高まっていくのです。
深い呼吸には、このようなさまざまな効果があるのです。

## ★深い呼吸法で肺胞が開く

次に呼吸の作用についてお話しします。呼吸作用とは胸腔の拡大、縮小の働きによって肺に空気を取り入れ、それによって発生した二酸化炭素を放出する肺のガス交換のことです。

そして肋間筋と横隔膜の収縮・弛緩によって胸腔の拡大と縮小が起こり、呼吸運動はおこなわれるのです。肺のおこなっている主な仕事は、酸素を血中に取り入れて炭酸ガスを体外に排出する、肺のガス交換です。

その肺のガス交換で重要な動きをするのが肺胞です。肺胞は両肺で約三億個あるといわれています。普通の人の呼吸では、肺胞が一〇～二〇％は十分に開かれずに、つぶれた形のままになっているということです。すると酸素濃度が下がってしまいます。

ところが深い呼吸法をすると、肺胞が開くといわれています。開いている肺胞の壁などでは、プロスタグランディンI2という物質がつくられ、血中に送り出されるのだそうです。そのプロスタグランディンI2という物質には、血圧を下げる作用や、動脈硬化の進行を抑制する働きがあり、さらに老化の予防に重要な役割を果たす効果があるとのことです。これは元自治医科大学教授の北村諭先生が発表されました。

ところで、私たちの呼吸は延髄で反射的におこなわれています。それは肺の内部の神経の反射が延髄に伝達され、呼吸運動がおこなわれているのです。

呼吸は自律神経の支配下にあるために、無意識でもおこなわれていますが、運動神経の支配下にも置かれていて、意識すれば自分の意志によって息を深くしたり浅くしたりすることができるのです。

自律神経の支配下にある他の臓器は自分の意志でコントロールできませんが、呼吸に関してはコントロールできるのです。そこが呼吸法を活用できるカギとなるのです。私たちが毎回おこなっている呼吸に意識を向けて、吐くことにポイントを置いた丹田を使う呼吸を心がけておこなうことで、深い呼吸が可能となるということです。

## ★交感神経と副交感神経のバランスが回復する

次に呼吸の生理的な効果について考えていきましょう。私たちは深い呼吸をくり返していくと、リラックスが始まり副交感神経の働きが活発になっていきます。

私の呼吸法のセミナーなどを実際に体験していただくと、呼吸法をくり返していくうちにだんだん眠くなってしまう方が多くおられます。

それは呼吸が深くなるにつれてリラックスする神経が働きだしたからなのです。

現代病の九割は、ストレスを受けることによる自律神経の失調からきているといわれています。私たちの体の中で自律神経の支配下にあるものは、すべての内臓器官、分泌腺、肺呼吸などがあります。

さらに心臓の搏動、血圧の調整なども含まれます。これらの器官や働きは、私たちが自分の意志ではコントロールすることができません。

なぜ、いま現代人に病気が多いかというと、その自律神経の働きが正しくおこなわれていないからなのです。

ではなぜ、自律神経のバランスが乱れるのかというと、現代に生きる私たちの多くは、対人関係のストレスやイライラ、そしてさまざまな閉塞感といったもので常に緊張が取れず、リラックスができない状態のほうが多いからなのです。

その結果、常に交感神経が緊張することになり、交感神経が優位になって働いてしまうために、副交感神経の働きが抑えられてしまうのです。

自律神経は一つの器官に対して互いに相反する作用をするので、バランスがとれていれば健康が保てるわけです。

しかし、現代人はストレスなどから交感神経が優位になっている人が多いようです。このような現代に、自律神経のバランスを自分でとることのできるカギが、瞑想呼吸法にあるのです。その秘密は、この呼吸法をすることで副交感神経を活性化できるからなのです。

ふつう、副交感神経を活性化するためにリラックスしたいと思っても、なかなかできずに困っているのが現状です。ただ横になったからといって、誰でもすぐにリラックスできるというわけでもなく、自律神経失調の人は、横になっても気になることや心配事で眠ることができなくなってしまうのです。

自律神経のバランスが狂ってしまうと、眠れなくなるのです。しかし副交感神経が活性化してくればリラックスできるようになり、不眠症もなくなるということなのです。

では、なぜ呼吸法で病気がよくなってしまうのかというと、それは副交感神経と交感神経のバランスが回復されるために、体が本来の働きを取り戻せるからなのです。

この呼吸法には、呼吸が深くなって十分な酸素が取り入れられることによる生理的な効果と、もう一つは自律神経のバランスをとるという、すばらしい効力があるのです。

この本を読んで、胃潰瘍で入院していた方が病院で寝ながら呼吸法をおこなったところ、すぐ退院になったとか、なかなか治らなかった持病が治ってしまったということも当然、起こりうるわけです。

そのカギは、この自律神経のバランスを回復することにあるのです。とにかく、ゆったりとした深い呼吸というのは、自律神経の調整に有効に働くのです。

私たち現代人の多くは、呼吸が非常に浅く、ひどい人になると上肺のあたりのみで呼吸している人もいます。しかし、そのような人のほとんどが、そのことに気がついていません。私の呼吸法のセミナーに参加している生徒さんの中には、呼吸法をおこなうと苦しくて仕方がない、という人もいます。それで、「どうしてですか」と聞くと、「深く息を吸おうとすると、苦しくて吸えないんです」といいます。

また、「鼻から呼吸をしようとすると息が入ってこないんです。この呼吸をしてみて、今まで鼻で呼吸をしていなかったのがやっとわかりました」といわれる人も多くいます。

このように、特に悩みをかかえている人や、体調をくずしている人の場合は、毎回おこなっている呼吸が、鼻でしているのか口でしているのかすらわからない状態で、浅い呼吸をくり返しているということなのです。

## ★呼吸のコントロールができれば心のコントロールが可能

呼吸を考えるうえで忘れてはならないことに、心と呼吸の密接な関係があります。浅い呼吸が続くと私たちの心の状態はどうなるかというと、マイナス的発想が多くなってくるのです。

つまり疲れているとき、落ち込んだとき、イライラしているとき、整っているときの呼吸はとても浅いのです。

短気の人が深い呼吸をくり返しおこなったときには、短気を起こそうと思っても起こせなくなってしまいます。

また誰でも悲しいときには肩を落として前かがみの姿勢になっており、イライラしたり、躁鬱のときも前かがみの姿勢になっています。

背筋が伸びて胸を張った良い姿勢でいて、悲しんだり、イライラしている人はいないのです。

そして肩を落とし、重心を下げて怒る人もいません。カリカリ怒っている人は、肩を上げて呼吸を荒げ、浅い呼吸をくり返しています。その結果、全身の筋肉がこわばり、冷静さを失っていきます。

ところが、このような状態になったときに、ハッと我に返って、もし呼吸を調えることができたら、怒っているみじめな自分に気づき、怒る必要がなくなっていくでしょう。

このように呼吸のコントロールができれば、心のコントロールも可能となっていくのですから、現代人の心の癒し（ヒーリング）のカギとなるのは、まず「呼吸」なのです。

瞑想したくても、呼吸が浅かったら瞑想どころではありません。もし浅い呼吸のままで瞑想した場合には、誇大妄想になったり被害妄想になっていったりしてしまい、危険です。

では、どうすれば深い呼吸ができるようになるのでしょうか。

## ★呼吸を深くゆったりすれば、心が安らぎ、脳波がβ波からα波に

普通の人が日常の呼吸をしているときの脳波はβ波（ベータ波）です。しかし瞑想呼吸を練習して、それが上達していくと、呼吸数が一分間に三〜七回ぐらいになっていきます。呼吸が深くなり、呼吸の回数が減るにしたがい、脳波がα波（アルファ波）になります。

それは瞑想時と同じ脳波であり、呼吸をくり返しているうちに自然に瞑想状態になってしまいます。私はさらにその呼吸法に瞑想を組み合わせておこなっているので、瞑想の効果がより深まっていくことになるのです。

そして深い呼吸が身につきますと、まずは心が安定し、落ち着いてきます。瞑想呼吸法をくり返しおこなっていただき、その後に脳波を測れば、当然α波が出るでしょう。

脳波は心の安らぎと関係していますので、呼吸が深くゆったりした状態になれば、心は安らぎ、脳波がβ波からα波となっていくのです。眠る寸前の脳波がα波ですが、最高の

リラックス状態のときに安らぎの脳波の$\alpha$波が出るわけです。

呼吸が浅いときには心が安らいでいませんから、脳波は$\beta$波という荒い波になります。当然、瞑想呼吸法をおこなっていただければ、$\alpha$波がどなたにも出るようになります。$\alpha$波はまた、ひらめきの波といわれていますので、いろいろなインスピレーションも受けやすい状態になるのです。

呼吸は、心と体のかけ橋にもなっているので、深い呼吸ができるようになると体にも変化が起こり、治癒能力が上がっていきます。

このように深い呼吸をくり返していくだけでもさまざまな効果があるのですから、それを瞑想と組み合わせることによって、さらに大きな効果が期待できるのです。その代表的なものが「太陽呼吸法」です。

太陽呼吸法については、第4章で詳しくお話しします。

## ★プラスのイメージを細胞に伝えていく

私たちの体は六〇兆個の細胞からつくられているといわれています。最近の研究では、一秒間に五〇万個の細胞が生まれ変わっているといわれています。つまり毎秒古い細胞が死滅して新しい細胞が生まれているということなのです。

ということは、私たちの体は昨日までの古い細胞のままであるわけではなくて、時々刻々とつくり変えられているのです。

私たちが毎瞬毎瞬、どのように思い感じているか、つまり、私たちが毎瞬毎瞬、思ったり感じたりしていることが細胞に刻々と刻まれながら、細胞は分裂をくり返しているということです。

そのため、マイナス的な思いをもちつづけていれば、その思いが細胞に毎瞬刻印されながら、分裂をくり返していくことになるのです。

たとえば長年便秘症で悩んでいる場合、その人が、自分の腸は悪くて便秘は治らないと思いつづけていれば、腸の働きが悪いというイメージが細胞に刻まれ、腸が良くなることはないでしょう。

私たちの体の悪い箇所は、そこにいまダメージがあるわけですが、一度、体のある箇所が悪くなったからといって、いつまでも同じ状態でいなければならない、ということはないのです。

先ほどの腎臓の奇病が完治された方のように、たとえお医者さんから不治と宣告されるような病気になっても、腎臓と対話して、「私の腎臓は日に日に良くなっていく。私の腎臓は本来の働きを取り戻していく」ということを腎臓の細胞に伝えていくことによって、新しく健全な細胞が生まれていくということなのです。

したがって、このことを知っておかれると、瞑想呼吸を通してプラスのイメージを細胞に伝えていくということが、健康を保つためにいかに重要かがわかってくると思います。

私たちの皮膚の細胞は二週間で完全に入れ替わるといわれています。ですから、いまシミとか吹出物、そしてアトピーなど、皮膚に何らかのトラブルがあって、皮膚のコンディションを良くしたいと思っている方にとっては、二週間で皮膚の細胞が生まれ変わるという事実は、一つの福音ではないでしょうか。

二週間、真剣に皮膚が新しく生まれ変わって美しくなったプラスのイメージをもちつづけたら、きっと変わっていくことでしょう。

またシワなどの老化現象についても、世間一般の多くの人が思うように、「年をとったら、シワは当たり前」という思いであきらめてしまえば、細胞はそれに合わせた細胞分裂をくり返すでしょう。

しかし、私たちは年をとったからといって、ずっとシワだらけの老化した皮膚のままでいる必要はないわけです。

もしシワをなくしたいのなら、自分が意識して、マイナス的な思いが出るたびにそれを打ち消し、美肌になったプラスのイメージをもちつづけながら、「私の皮膚は刻々と若返っていく」というふうに意識していくことです。

そうすると、細胞にその思いを刻印していくことになり、美肌が現実となっていくことでしょう。

## ★呼吸法は老化を防ぎ若返りを実現する

こうした「思い」のほかに、細胞分裂に大きな影響を及ぼすのは、毎回の呼吸です。私たちが毎回おこなっている今の呼吸が、細胞に貢献しており、私たちの精神状態や健康に影響を及ぼしているのです。

要するに、私たちがどうなりたいのか、何を思っているのかで、体質改善がはかられるということです。

さらに、肝臓の細胞も四カ月で入れ替わるといわれており、三年十カ月で体のほとんどの細胞は入れ替わり、七年間で骨まで含めてすべての細胞は入れ替わるといわれています。つまり、年をとったからといって腰が曲がったり、あちらこちらが痛くなったり、顔にシワやシミが増えたりしなければならない理由はないのです。

ところが現実には、年をとると腰が曲がったり、疲れやすくなったり、あちらこちらが悪くなるのが常識になっています。

それは周囲の多くの人たちの老化現象のマイナス面を見ているために、自分もきっと年をとったら同じようになってしまうと、勝手に思い込んでいるのです。

ですから、自分はもう年だからとか、生まれつき体が弱いから、といったようなことで自らを決めつけてしまう人には、そのとおりのことが実現してしまうのです。

私たちが日々、自分がどのようになりたいのかという、自分に対する理想的な自分の未来像をしっかりもっていない場合は、大衆意識の影響をそのまま受けてしまい、その思いが細胞に刻まれてしまうわけです。そうすると世間一般の老化現象が自分にも起こってくるのです。

病から解放されて、いつまでも健康を保っていたいと願うのであれば、こうした心の法則をよく理解して、自分の体がいま健康美に輝いている姿をイメージしつづけることができれば、健康美が現実のものとなり、年齢を重ねても腰が曲がったり、あちらこちらが痛くならなくてもすむことでしょう。

何の努力もしないでマイナス的な思いで生活をしていれば、年とともに腰は曲がっていき、年とともに体は悪くなっていくことでしょう。

しかし、日々深い呼吸をくり返していきながら、「私は日に日に若返る」ということを自分の意識に徹底して刻み込んでいくことで、細胞はそれを聞き入れ、その思いは現実化されるのです。

私は日々の瞑想呼吸法の中で、このような思いをもちつづけています。その結果、ありがたいことに年々丈夫になっているのです、

## ★〇・〇一のド近眼だった私がメガネもコンタクトもいらず老眼もない理由

前にもお話しいたしましたように、私も二十代のときは、視力は〇・〇一ぐらいのド近眼でした。

でも、今はもうメガネもコンタクトもいりませんし、老眼もありません。一時、原稿執筆などで徹夜したときには、やはり老眼の症状が現れたこともありますが、そうしたときには眼に一生懸命お詫びをしたり、感謝して、眼の細胞に次のように語りかけていきます。「原久子の眼の神経・細胞よ、あなたを酷使してしまって、ごめんなさい。そんな中でも働いてくださってありがとう」と。

眼にも意識があるので、眼に手をあてて、朝日の光に眼が照らされているところを一日に一回イメージしながら、眼の細胞と対話していきました。

さらに視力回復呼吸法を使って、遠くを見たり近くを見たりする眼筋のトレーニングをしていくうちに、私の近眼は良くなっていったのです。

友寄英哲さんという記憶術の達人がいます。彼は円周率の記憶で世界一になって、ギネスブックに載っている方ですが、その友寄さんも、なんとか老眼鏡をかけないで本を読みたいということで、私のセミナーに参加されました。

彼は視力回復呼吸法などを実践して、四カ月ぐらいで視力を回復されました。

老眼は現在では四十代ぐらいから始まっています。近眼の場合もそうですが、老眼が治るなどとは誰も思っていませんから、老眼を治したいなどと本気で眼科医に相談したら、それこそ笑い者にされるでしょう。

しかし、体の細胞は毎瞬毎瞬、分裂をして、刻々と新しい細胞に入れ替わっているのですから、眼の悪くなった原因を取り除くことと並行して、自分の眼が良くなった姿をイメージしながら、眼の細胞に良くなってもらえるような言葉を入れていくことで、視力回復呼吸法をおこなえば、視力を回復していけるのです。

## ★一日百呼吸三週間で生理的・心理的変化が起こる

このようなさまざまな効果のある呼吸法ですから、健康やいろいろな症状の改善を望む方は、一日に百回、太陽呼吸法を実際に実践されることをおすすめします。

私もセミナーのときには皆さま方に、体に身につくまでは、百回の呼吸の実践をおこなっていただくようにおすすめしています。

一日に十回や二十回ぐらいの呼吸では、おこなっても効果はわかりません。なぜかというと、今まで正しい呼吸の仕方を誰からも教わっていなかったのですから、まったく新しい呼吸の仕方を身につける必要があるのです。そのために、百呼吸ぐらいを毎日くり返しておこなわなければ身につかないのです。

さまざまな技術を習得するときや、ピアノを習い、まともに弾けるようになるためにも、一日一時間も稽古しないで上達することなどありえないでしょう。それと同じように、呼吸のコツをつかむまでは一日最低、百回は必要でしょう。

この呼吸法をいっぺんにおこなう必要はなく、朝三十回、仕事から帰ってきて三十回、寝る前四十回というように、分けて百呼吸おこなうことをおすすめします。

毎日、百呼吸を本当にやる気があれば、どんな方でも時間はとれるはずです。なぜかというと、この呼吸を正しい方法で一日百回、実践されれば、睡眠時間が一時間は削れます。睡眠を短縮できるのですから、やる気さえあれば時間がないというのは理由にならないはずです。

そして最低三週間やっていただければ、何らかの生理的・心理的変化が起こります。それが実感できたら続くと思います。まずは三週間続けることをおすすめします。そして効果がはっきり出てくれれば、続けることが可能となり、半年、一年と続けていただければ確実に身につくことでしょう。

そのくらいまでいくとコツを覚えて、呼吸が自然に深くなってきます。そうすると、百呼吸を一時間ではできなくなり、もっと時間がかかるようになります。その場合はもう回数にはこだわらなくてけっこうです。

五十から七十呼吸ぐらいでだいたい一時間はかかってしまいます。普通の人の呼吸は一分間に十七、八回ですが、少し訓練すると五、六回になります。そしてベテランになると三、四回ぐらいになっていきます。

私の場合、集中してくると、一分間に三、四回ぐらいになっていると思います。そのため、一日百回の瞑想呼吸法をするには、二時間以上かけないとできないので、現在は回数にこだわってすることはありませんが、とにかく最初の一年ぐらいは、一日百呼吸以上の呼吸が必要だということです。

私はこの呼吸法を始めてから五年以上は、毎日の百呼吸を欠かしたことがありませんでした。皆さんが一年間、この呼吸法を実践されたならば、どなたも人生が変わってくることを身をもって体験されることでしょう。

## ★呼吸法は理想・希望の実現にも役立つ

この呼吸は生理面のみに効果があるだけではないのです。この呼吸法をおこなっていったところ、理想のところに就職できたとか、どうしてもうまくいかなかった上司がすごく好意的に見てくれて、よい部署につけたとか、理想的な人に巡り会ったとか、いろいろな良い話がたくさんあります。

なぜそういうことが起きるのかといいますと、私たちの心の中がプラスの発想にだんだん変わっていくことによって、プラスのことが実際に起こってくるからなのです。

私たちの心の中がプラスの思いで満たされてくると、自分がこうありたいと思うプラスのイメージを自然に思い描けるようになるのです。その結果、自分の理想が実現されていくということになるのです。

先ほど申しましたように、皮膚の細胞は二週間で生まれ変わります。また肝臓の細胞は四カ月で完全に入れ替わります。ですから、肝臓の病気には、ひどい肝硬変とかC型肝炎、B型肝炎など、いろいろなものがありますが、そうした病気にかかっておられる方も、呼吸法を実践しながら、最低四カ月はがんばっていただきたいと思います。

また、三年十カ月で体のほとんどの細胞が入れ替わるといわれていますので、今、もし不治の病と宣告されている方がおられたなら、三年十カ月は瞑想呼吸法をおこないつづけてみてください。

太陽呼吸法をするたびに細胞が生まれ変わることをイメージしつづけることによって、健康な細胞に入れ替わることになって、病から解放されることでしょう。この事実を知ったうえで呼吸法の実践をしていただければ、続けていくことができるのではないでしょうか。

この太陽呼吸法は瞑想と呼吸を一体にしたものですから、この呼吸法を続けていくと自然に瞑想状態に入っていきます。しかも潜在意識の奥深くにある真我からのインスピレーションをも受けられるようになるのです。さらに、自分の理想や希望も実現していき、本人が健康を望めば健康にもなります。

しかし表面的には健康を望みながら、無意識の中で病気であることをよしとしている人がいるのも事実です。私たち人間には自由意志が与えられていますから、再度、自分の中に病気をよしとする心がないかどうかの確認も大切です。

「ええ！　そんな人いるの？」と思われるかもしれませんが、それがけっこういるようです。退院するよりも病院にいたほうが楽な人も世の中にはいるのです。

深層心理に、病気でいるほうが都合がよいような理由があったら、治りません。

本当に病気を治したいと思う方は、心の中の原因についてもきちんと把握しておかないと、さまざまな治療法をしても治ることはないでしょう。

しかし、「病気を治したい」というのが心からの願いであれば、その願いは叶えられるでしょうし、また私たちの望むことが真の望みであれば、必ずそれは実現していくということです。

# 第4章

# 呼吸にプラスのイメージを組み合わせた太陽呼吸法の偉大な力

## ★太陽は一番プラスのエネルギーの象徴

ここでは呼吸にプラスのイメージを組み合わせた太陽呼吸法が、なぜ健康や体の回復に有効であるのかということをお話ししましょう。

まず太陽についてですが、インドの古い聖典ヴェーダの中には、朝日には私たちにとって有効と考えられるエネルギーが含まれていて、細胞を復活させ、再生させる能力がある、といったようなことが書かれています。

古代インドの教えの中には、朝日を浴びることの重要性を説く教えがありましたが、現代になって、インドの伝承医学を研究するお医者さんの中で、そのことを認める方々が出てきたのです。

そして、慢性病でどうにも治らないような患者さんに対しては、朝日を浴びることをすすめている現代医学のお医者さんもいます。

私が丹田呼吸法を始めた当初から、昼間の暑い光ではさわやかな気分になれないし、希望や前向きのイメージをもつ光としては朝日の光が良い、ということがイメージとして出ていました。

それで、朝日を浴びるというイメージを丹田呼吸法にとり入れて、皆さんにおこなっていただくようにおすすめしてきたのです。

なぜ、この太陽呼吸法によって健康のみならず、人生までが変わっていくのかといいますと、大自然の中にはさまざまなメッセージがあり、癒しの力もあるのですが、私たちが目にする自然界で、一番プラスのエネルギーの象徴が太陽なのです。

朝日を浴びたときに湧くイメージや、朝日に惹かれる理由を考えていただくのです。すると、ほとんどの方が朝日を浴びたときに希望を感じるとか、愛を感じる、あるいは優しさ、明るさ、暖かさ、それから雄大さ、清らかさ、至福、感謝、喜び、エネルギー、力などと、ほとんどプラスの言葉があがってきます。

このようにプラスの言葉のイメージが出てくることが、太陽がプラスのエネルギーを持っていることの最たる理由となります。

月の場合は多くの方の惹かれる理由は、朝日のようにプラスだけではなく、人によっては、月を見て何か淋しさや悲しさを感じる人もいるでしょう。

しかし、朝日を見てマイナス的なイメージを感じる人はあまりいないようです。ところが不思議なことに、うつの方や自律神経失調症の方に、朝日の光がさんさんと降り注ぐところをイメージしていただこうと思っても、ほとんどの方ができませんし、嫌がります。なかには思い出したくもないという方までいます。そのような方がイメージができるようになったら、それは治るときなのです。

私のところにも何人かうつの方や引きこもりの方が来られました。その方々がイメージができない場合は、まず実際に朝日にあたっていただくのです。そうして、とにかくその感覚を覚えていただき、積極的に太陽呼吸法をおこなっていただくうちに、だんだんと病気が回復していきました。

そうした精神的な病の方の中には、どうしても朝日をイメージできないが、月なら何とかイメージできるという場合があります。そのようなときには、まずは月をイメージしていただくこともあります。

月の場合は、そのイメージから受けるエネルギーは、心が落ち着くとか、ゆったりするとかいったプラス的なエネルギーもありますが、プラスのイメージばかりではありません。しかし朝日の場合のイメージは、圧倒的にプラスのエネルギーが伝わってくるのです。

## ★太陽呼吸法で本当の自分のエネルギーが受け取れる

私の本の中には何回も「真我《しんが》」という言葉が出てきます。

大宇宙と直結した意識が私たちを守っていますが、それは私たちの本質でもあり、それが私たちの潜在意識の奥に存在しているのです。その真我の中のエネルギーは愛、喜び、調和、安らぎなどであり、そのエネルギーのすべてが太陽のエネルギーと同じなのです。

本来、私たち自身の潜在意識の奥には真我の部分があり、太陽と同じ愛、喜び、安らぎ、調和などの思いで満たされています。しかし、今まで真我（宇宙意識と直結した心）の存在に気づいていなかったために、真我のエネルギーを引き出していなかっただけなのです。


悩みをもっていたり、ストレスをかかえている多くの人々は、自分の表面意識だけで生きていて、生まれてから今日までの失敗体験とか、嫌な思いだけを見て、そのようなことをした自分のみを見ているために、自信がなくなったり。自分はだめだと思ったりして、マイナスになっていくのです。

表面意識は誰でもたいしたことなく、ちっぽけなものですが、心の奥にある真我は無限の宇宙に直結しているので、無限の可能性を秘めた偉大な意識なのです。

瞑想や呼吸法をおこなうことで「本当の自分」「真我の自分」を思い出して、本当の自分のエネルギーを受け取ることが可能となるのです。そして真我のエネルギーを受け取れるようになると、その方は今ある、そのままで幸せであり、何もほかに必要なものはなくなり、満たされてしまうわけです。

最終的な瞑想の目的というのは、真我の自分とつながることなのです。つまり、私たちの本質である真我の自分を思い出すことなのです。

## ★安らぎに満たされた感覚を体験したとき、真我の存在を実感できる

真我は宇宙意識のことでもあり、それが人間が神の子たるゆえんでもあるし、仏性とも、

キリスト意識ともいわれています。また、それは万人の中にあるのですから、人間は神に似せてつくられているといわれているのです。

私たちがその事実を知り、真我の自分に目覚めたときに、本当の悟りを体験することになるのではないでしょうか。そして、その心で生きたときが「ワンネス」の境地とか、仏教でいう「心身合一《しんしんごういつ》」のような境地ということです。

ところが誰でも真我を内に秘めながら、多くの人はその存在すら知らず、自分の中にそのような宝があることも知りません。

その真我の存在を実感したい方は、まずは瞑想呼吸法を通して、朝日のエネルギーを感じ取っていただくことで、しだいに真我のプラスのエネルギーを感じ取れるようになっていくのです。そのエネルギーを感じ取れるようになると、安らぎのエネルギーに包まれたり、至福感が生まれたりして、何もしなくても幸せである感覚がよみがえってきます。

そのような感覚は、もともと私たちの中にあるので感じ取れるのです。もしそれが私たちの心の中になければ、そのような感覚が生まれるはずがありません。

したがって、呼吸法や瞑想を通して安らぎに満たされた感覚を体験されたとき、はじめて本当の自分（＝真我、宇宙意識）の存在を実感できるのです。

そしてその状態で生活できるようになれば、悩みも苦しみもなく、感謝と安らぎの心で人生を送ることができるようになるでしょう。

つまり、本当の自分（真我の自分）に出会う方法の一つが、この瞑想呼吸法にはあるのです。

## ★太陽呼吸法で心も体も健全な、思い通りの自分になれる

太陽のプラスのエネルギーと私たちの心を合わせるという意味は、たとえば太陽呼吸法を一日百呼吸をおこなった場合、その間の時間については、真我（本当の自分）と波長を合わせているということになります。

ですから、そういうことが一日のうち一時間でもできるようになると、その一日が、真我の愛や安らぎに満ちた心で生活できることを体験できるでしょう。

マザー・テレサのような愛にあふれた人になりたいと思っても、私たちにはそのような気持ちには、なかなか至ることはできません。インドやアフリカなどで、貧困の中で病気に苦しむ人々を見て、何とか手助けをしたいと思っても、そこに飛び込んで協力するまでには至らないのが、多くの人々の心の状態かもしれません。

ところが、真我のエネルギーを感受した安らぎや感謝に満ちた気持ちになると、自然に人にやさしくできたり、心に余裕があるために、つまらないことをいわれても心が動揺しなかったり、敵対する人にさえも優しい言葉をかけることができるようになるのです。

朝日のプラスのエネルギーと心を合わせるこの呼吸法には、このような偉大な力があるのです。

さらに、真我の自分を引き出すための早道は、「心の浄化の瞑想」と並行しながら、この呼吸法をおこなっていくことです。これは、理想的な自分になるための早道といえるでしょう。

多くの人々は、理想的な自分になりたいと思っても、なかなかそうなれない自分がいて、葛藤しているわけですが、この呼吸法によって、思い通りの自分に早くなれる可能性があるのです。

その理想とは本当の自分（真我）の願いでもあるのです。自分の心の状態を、真我の心である愛や安らぎ、喜びの思いで満たせるような、そんな自分になるためにも、この太陽呼吸法はすばらしい方法だといえるでしょう。

もう一つ、生理的な面から申しますと、朝日には本来細胞を賦活させる力があるといわれていますので、細胞の代謝を早め、病んだ細胞を新生させると考えられます。

私たちの神経や組織、細胞は、現実と想像の区別なく働くようになっていると考えられるのです。

イメージが本当にできるようになると、実際に朝日を浴びていなくても、浴びたのと同じ生理的効果が得られ、治癒効果が期待できるということです。

この呼吸法の最大の贈り物は、真我の自分（大いなる自己、アートマン、仏性などといわれている）に出会え、心も体も健全になれるということです。

## ★釈迦の説いた、悟りにまでつながる呼吸法

仏教の中にはすばらしい教えがたくさんあります。しかし、それを実践する方法については、私たちにはよくわかりません。

互いに愛すること、調和することの大切さや、八正道《はっしょうどう》の実践が良いと頭でわかっていても、ちょっとのことでイライラしたり、自分の思うようにならないとついカッとなってしまう自分が現実にいるのです。

そうした心の克服法を宗教の教典で学んだところで、ある程度までは自分の心を制御できるようになるかもしれませんが、完全にコントロールするまでにはなかなか至らないのが現実ではないでしょうか。

ところが、もし自分の心が真我のエネルギーを感受した状態でいることができれば、心の中が平安に満たされた状態になっているので、自分に対して不都合と思われる状況に出会ったとしても、、平常心が保て、心は安らぎ、イライラしたり怒ったりするマイナス的

な心を自然に超越できて、慈悲と愛に満ちた理想的な心の状態を保つことが可能となってくるのです。その秘密がこの呼吸法にあるのです。

第1章で少しお話ししたように、ヨーガの呼吸法の実践などから、私は呼吸法にはさまざまな効能があることに気づいていましたが、それを体験できずにいました。

そのようなときに白隠禅師のことを知り、丹田呼吸法に出会ったのです。

丹田呼吸法を学ぶうちに、お釈迦さまは瞑想について説かれているのですから、当然、呼吸法も実践されていたのではないか、という思いが湧いてきたのです。

そこでお経を調べてみたところ『雑阿含経（ぞうあごんぎょう）』第二十九・第十経に、「正しい呼吸こそ悟りへの道」という箇所があったのです。それをここで紹介しておきます。

「世尊は、あるとき、祇園精舎において弟子に語られた。『弟子たちよ、入息出息を念ずることを実習するがよい。かくするならば身体は疲れず、目も患まず、観へるままに楽しみて住み、あだなる楽しみに染まぬことを覚えるであろう。かように入息出息法を修めるならば、大いなる果と、大いなる福利を得るであろう。かくて深く禅定に進みて、慈悲の心を得、迷いを断ち、悟りに入るであろう』と」

この中の「観へるままに……覚えるであろう」を訳しますと、「ものの観方、考え方が深まり、楽しい生活ができ、後で悔いを残すような楽しみに染まらないことを覚えるであろう」となります。

お経の中に、こういう教えが残されているということは、口伝で伝わったのでしょう。お釈迦さまもお弟子さんに呼吸の大切さを伝えていたのです。

入息と出息を見るということは、自分の毎回おこなっている息に注意を向けるということですから、呼吸に深い注意を払っていたということになると思います。

さらにこれに加えて、瞑想との組み合わせがあったかどうかはわかりませんが、いずれにせよ、呼吸についての重要性を認識されていたことには間違いないでしょう。

そして、入息出息法（呼吸法）を実修した最終的な結果として、ついに悟りが得られると説いておられるわけです

このように、お釈迦さまが呼吸法を通して悟れるという教えを説かれていたということについては、ほとんど知られていないのではないでしょうか。つまり、呼吸には生理的・

精神的な効果だけでなく、悟りにまでつながる、すごい秘密があったのです。

## ★呼吸法で宇宙の気（プラーク）を取り入れられる

長い間、瞑想呼吸法をきちんと実践している方は確実に体質が変わってくる、ということです。

どういう変化があるかといいますと、食事の量が減ってきたり、自分の体に合わないものを受けつけなくなるのです。

現在の私にとって体調の良い食事法は一日一食、その日に体が欲するものをいただくことです。お付き合いなどで一日二食にした日は、体が重く感じられます。ところが、以前の私には一日一食など考えられませんでした。

仙人は霞を食べて生きている、とよくいわれますが、それは仙人が呼吸法をおこなっていることを比喩的に述べたものではないかと思うのです。

呼吸法をおこなっていれば、呼吸を通してプラーナ（生命素や宇宙エネルギーのこと）

を体内に取り入れることが可能となるので、食事の量が少なくてすむようになるようです。呼吸法をおこなうと、酸素や窒素などの成分だけではなく、宇宙の「気」も体内に入ってきます。インドのヨーガでは、それをプラーナと呼んでいますが、そういう精妙なエネルギーが間違いなく入ってくるのです。

そのため、霞を食べていたといわれるような仙人の場合は、当然、呼吸法の達人でもあったと思われますので、宇宙空間からじかに精妙なエネルギーを体内に取り込み、食事がきわめて少なくても生きていけたのではないでしょうか。

前にも触れたヨーガナンダの著書（『あるヨガ行者の一生』）には、六十年間、何も食べずに一日中瞑想をして生きている、ギリバラという女性ヨーガ行者のことが紹介されていますが、これなども、そうした実例の一つではないでしょうか。

このことを知ってから、私は生徒さんたちに食前に呼吸法をおこなうことをすすめます。すると多くの方が、食事の量が確かに減ってきたといわれるのです。

その中のお一人である五十代の女性の方は、以前は普通の人の倍以上も食事を取っていたそうです。ところが、毎日百回の瞑想呼吸法をおこなったところ、食事の量がどんどん減ってきて、最近では一日一食でも平気になったそうです。そのうえ、不思議なことに疲れないのです、という話をしてくださいました。

## ★体の細胞が賦活化され、体に合わないものを教えてくれる

さらにもう一つ、呼吸法の効果をご紹介しておきます。この呼吸法をおこなっていくと潜在意識が健康に導くようにコントロールされていくために、自分の体に合わないものは自然に嫌いになっていきます。つまり、味覚が変わってくるのです。

長年、瞑想している方には肉を好んで食べない方が多いのですが、それは無理にそうしているわけではなくて、体質が変わってきた結果、体が自分に合わないものを受けつけなくなっているのです。

インドのヨーガ行者は基本的には菜食主義が多いといわれていますが、それも無理にそうしているのではなくて、ヨーガの修行をおこなった結果、自然とそうなったのだと思います。

私もかつては肉類が大好物でした。十代の頃は肉類ばかりを食べていました。外食では、カツ丼やハンバーグやステーキというように肉類しか食べないほどでした。そして、悪いことに、体に良いものはほとんど嫌いだったのです。体にとっては良いといわれている野菜や日本そばなどは大嫌いでした。

ところが、瞑想の中で自分が健康になった姿をイメージして、「私は必ず健康になる」と決めた途端に、肉が食べられなくなってしまったのです。

二十代のときに断食と呼吸法を行ってから、肉が食べられなくなりました。肉の臭いもだめなので、肉屋さんの前を通るときには早足になってしまいます。今では私の体が全然、肉を受けつけなくなっているのです。肉を食べて健康な方は、そのまま食べていて問題ありません。私の体には合わなかったのです。

瞑想呼吸法をおこなうことで、心の中にはプラスのエネルギーが満たされていきます。心の中がプラス的な思いで占められていくと、体の細胞が賦活されていくために、体を汚すようなものを欲しくなくなり、各人の体に合わない食品に対しては細胞が拒絶反応を示すのです。

いちばんはっきりしているのは、断食した後にスーパーなどへ行って、食料品売り場に立ったときです。どの食品を手に取ったらよいかと思って見渡したときに、自分の体に合わないものには手が出ません。これが拒絶反応です。何か直感的に、あるいは本能的にそう感じるのです。

誰でも断食をした後は、体の本能が目覚め、体からのメッセージが受け取りやすくなっていますので、実践されてみれば体に必要なものがわかるでしょう。

今やマスコミなどでも指摘されていますが、コンビニやスーパーで売っている食品には防腐剤などの添加物が入っているものが多いようですから、食品を買うときは、添加物の有無を調べてから買うことが、健康を守るうえでは必要と思われます。

私が住んでいる地域には、自然食の店がありますので、まずはそのようなお店で買って、そこにないものだけスーパーや八百屋さんで買うようにしています。

このように瞑想呼吸法は、私たちの体の体質改善をしてくれるほかに、体に害のあるものや合わないものを教えてくれるのです。

# 第5章　心身の調和を実現する！

## ★健康になるための目標をたてる

ここでは自分の体の病んだ箇所を治すときのコツ、つまり身体のヒーリングの要点について お話ししたいと思います。

私たちの人生すべてがそうですが、まずは目標を立てることがいちばん大切です。天は私たちに体を治す力だけではなく、自由意志と反省する能力を与えてくれているのです。私たちには自由意志があるので、どこにでも行けるし、すばらしい人にもなれれば、極悪人にもなれるのです。また、健康でいることもできれば、病気にもなれるのです。つまり、自分のなりたい、どんな自分にでも自由になれるわけです。

その場合、どうなりたいかをまず明確にすることが必要です。私たちの宿命は変えられませんが、運命は「命を運ぶ」と書くように、自分で運命はつくっていけるのです。

人間には自由意志があるのですから、心の姿勢ひとつで、私たちが望むような運命を生きることができるのです。そのためには、まず自分がどうなりたいかを決めることです。

簡単な例をあげていきましょう。理想のプロポーションを得たいと望んだ場合には、ただ「やせたい」とか「太りたい」だけではなくて、具体的に数値を出すことが大切です。もし、やせたいということを目標にした場合は、健康的にやせると決めて、体重が何キロ、ウエストが何センチというように、具体的に数を全部出していきます。そのように明確なイメージをくり返していくと、その数値まで達したときには、そこでストップし、それ以上、やせることもなく拒食症になることもありません。

なぜ拒食症になるかというと、やせたいと思う多くの方はこうしたことをしないで、ただ「やせたい」とか、「やせればいい」と思うために、やせることが目的になってしまうのです。

それ以上やせたら体をこわしてしまうところまでやせているのに、太るという恐怖心から、やせなくてはいけないという強迫観念にとりつかれてしまうために、食事がふつうにとれなくなってしまうのです。

つまり、とにかくやせればいいという執念のために、体が生理的にコントロールできなくなってしまうわけです。なぜなら、意識の焦点を「やせる」ことに合わせているために、健全な食欲が生まれてこないのです。

ですから、やせたいと願う方は、「健康的にやせる」ということをきちんと意識にインプットすることが大切です。そうすると、自分の理想の体重までいったら、それ以上やせることはなくなり、健康を害することなくやせることができるでしょう。

## ★マイナスの言葉を目標の中に入れない

次に、病気や症状を治すときに大切なことをお話ししましょう。

いま何かの病気をかかえている方は、目標を書くときに「リューマチが治る」とか、「癌が治る」というように、その病名を書いてはいけません。

なぜかといいますと、「癌が治る」というふうに病名を書いたり、口に出したりしますと、自分が癌だということを常に潜在意識に刻み込むことになるからです。

リューマチにしろ膠原病にしろ、その病名を潜在意識に刻印することは、病気を治す力が弱められてしまうのです。

そのためには、たとえば胃や腸の病気や癌の場合は、「胃腸が正常になって本来の働きを取り戻す」とか、「本来の健康体を取り戻す」などの言い方をするとよいでしょう。もし自律神経失調を治したければ、「自律神経のバランスが回復する」というようにすればよいでしょう。このことを十分に知ったうえで、ご自分の目標を明確にしていくことです。

①つまり、マイナスの言葉を目標の中に入れないことです。いまお話ししたように、「アトピーを治す」ということを目標にした場合、常に自分が現在アトピーであることを認めなければならず、アトピーである自分の姿が潜在意識に刻まれてしまうのです。ですから、「健康美に輝く肌になる」とか、「赤ちゃんのようなツヤやかな肌になる」とかいうふうに目標を設定すればよいのです。

②私たちは言葉を発すると、それと同時にイメージが伴うものなのです。潜在意識にいちばん深くインプットされるのは、言葉ではなくイメージなのです。それは、イメージが言葉の何百倍もの情報量をもっているからです。

そのために、プラスのイメージが湧いてくるようなプラスの言葉を目標の中に入れるということが重要なのです。

そして目標が決定したあとには、心身が調和された姿をビジョンとして思い描きます。つまり、病気が本当に治って喜びに浸っている自分の姿をイメージするのです。

それが最初のステップです。

③次には、本当にその目標が実現したら、どのような状況になるのか、ということです。たとえば、近眼を治すことを目的とした場合は、まず視力が完全になった自分をイメージするのです。老眼の場合には、近くのものがメガネなしで読めている自分をイメージします。

その場合、くり返し述べていますように、近眼とか老眼という言葉はもちろん入れてはいけません。駅の時刻表がメガネなしで見えている自分をイメージしたり、近くで新聞の細かい字がはっきり見えている自分をイメージすればよいのです。

## ★目標達成時の自他のメリットを考える

④次の段階では、その目標が実現したときには、どういう喜びやメリットが自分にあるのかを考えます。そのときに、自分だけではなくて、まわりの人にとってもどんなメリットがあるのかを考えるのです。

そして、もし自分にだけメリットがあっても、まわりの人には迷惑をかけるようなものであれば、それは潜在意識が望んでいないものと考えて、やめたほうがよいということです。

健康の願いについては、自分が良くなればまわりの人々にとっても喜ばしいことで、迷惑がかかることはないので、何の問題もありません。

健康に関する問題以外の願いの場合には、自分だけには都合がよくて、周囲で迷惑をこうむる人がいる、ということがけっこうあります。そういう事項については真我が望んでいないと考え、対象から外していきます。

このようにしていくと、本当の願いかどうかが見えてくるのです。

自分にとっての喜びと、まわりの人々にとっての喜びを、ノートなどに個条書きに書き出していき、それが本当に自分を幸せにし、まわりの人々をも幸せにすることができるかどうかを再度考えて、幸せにできるとの確信がもてれば、○印となります。


さらに、この目標を達成することによって達成前よりも心が豊かになるのか、成長するのかについても考え、より豊かになり成長すると思えれば、これも○印となります。

この二項目が○印であれば、真我からの応援があると考えてよいでしょう。

真我は宇宙意識のことでもあるので、その心は、愛であり、他を生かすという思いのエネルギーでもあります。ですから、自分だけがいい、という願いは真我の願いではありません。

真我の願いや喜びは、自分にとっての幸せがまわりの人々にも調和をもたらしていくものであるからです。

## ★心身不調和の原因を追求する

そして今度は、今なぜ、心と体が調和されていないかを考え、その原因の追求をしていきます。その場合、漠然と原因について考えてくださいとお願いしても、すぐに思いつかない方も多いので、次の病気の原因と考えられる項目をチェックしていただくのです。

### ●心の持ち方は正しいか

まず心の持ち方です。心のあり方と病気には深い関係があります。

①否定的な思い方をしていないかどうか。否定的な思いとは、いやだ、困った、悩む、憎む、恨む、嫉妬する、愚痴る、批判する、心配する、くよくよする、等々。
②現在、心に引っかかっている問題はないかどうか。
③人からの恨みを買っていないかどうか。
④過去のことで引っかかっている問題はないか。

これらの中のいずれかに引っかかりがあれば、それがストレスとなって、あなたの心の本来の働きを阻んでいます。ですから、これらの中のいずれかの問題をかかえている方は、心の中のわだかまりを解消していく必要があるでしょう。

これらの問題は心の浄化を目的とする内観、止観、対人関係調和の瞑想や、呼吸法をおこなうことによって解消できます。

そして自分の心の中の問題の原因に気づいたのちに、その原因を克服する方法を書き出していくのです。

## ●食事の摂り方は正しいか

次に食事の問題です。食事は血液をつくるのですから、体質改善や病気治療を望む場合、食事の問題も重要です。今の食事の取り方が正しいかどうかは、次のチェックの方法を使えばはっきりしてくるでしょう。

### ①まず適食を取っているのかどうか。

適食といっても、どの食事法が正しいかということになると、食事療法の本だけでも何百とあるわけですから、どれが良いかを選ぶことは難しいでしょう。

あるときふと思ったのは、そうだ、人間にとっての適食は歯形でわかるのではないか、ということでした。つまり、歯は、歯をもつ地球上の生き物が食べ物をかみ砕くために、神さまが与えてくれたものではないかということです。

各々の動物には、その動物にとって必要な食べ物を食べるのに適した歯が与えられているのではないでしょうか。

たとえば、肉食の動物であるライオンとかトラとかヒョウなどの歯は犬歯でつくられています。つまり、これらの動物たちには肉をかみ砕くのに適した歯が備わっているので、肉を食べることが最適なのです。

ライオンは餌として草などを与えられても生きていかれません。ご飯だけでも無理です。やはり肉食でなければ生きていかれないのです。消化器系も歯形も、肉類を消化吸収するのに都合がよくできているのです。

逆に、象とか牛とか馬などの体の大きい動物は、あのような巨大な体にもかかわらず肉を一切れも食べず、草や果物、穀物など植物のみを食べて一生を過ごします。このことを考えると、肉を食べなければ体が大きくならない、というのは迷信だということがわかると思います。

骨の成長には不可欠だから、カルシウムの豊富な牛乳を飲まなければ体が大きくならないと思われるかもしれません。でも象にしろ、牛や馬にしろ、人間のように特別には牛乳や骨類のカルシウムなど取っていません。その理由は、食べる草類の中にカルシウムが十分に含まれているからです。

体の大きい動物には菜食や草食が多いようです。ですから、菜食では体がもたないとか育たないというのは迷信ではないでしょうか。

肉を食べなければ大きくなれないとか、スタミナがつかないと信じられているのは、私たちが西洋でつくられた栄養学を絶対と信じているからなのです。私たちは小さいときによく「肉を食べないと元気が出ないですよ」と親や先生からいわれ、そのまま鵜呑みにしてきたために、肉がスタミナ源であると勘違いしているのではないでしょうか。

草食の動物は葉っぱ類しか食べていませんが、活発に動き回っています。牛や馬は草食で、ワラとか草を食べるのにふさわしい歯が与えられています。

では、人間の歯形はどのようになっているかといいますと、臼歯が六割で、三割が門歯、一割強が犬歯です。つまり、私たちの歯は六対三対一の割合になっているのです。

私たちの主食がご飯やおソバというのは、臼歯が六割あるということから、正しいといえるでしょう。

そして三割が、野菜や果物をかむのに適した歯である門歯です。

犬歯の約一割強が動物性の食品をかむのに適した歯なのです。この動物性食品とは、肉類や魚、貝類のことをさします。

健康に良いとされている食事として、日本の昔の食事がありますが、その食事は小魚、海草が中心でした。人間の歯形の割合から考えると、昔の日本人は、直感で理想的な適食を摂っていたのではないかと思います。

そのため、今の若い人よりも昔の人のほうが体質が良いといわれています。

現在の日本人の多くは、せっかくの日本の昔の食文化を捨てて、西洋の栄養学から学んだ知識をもとにした食生活に切り換えて、病気をつくってしまっています。
私もこのことを知ってからは、食事に関する迷いから解放されました。

ですから、食事の基本はこの歯形の割合に応じた食事にあるのではないでしょうか。つまり、ご飯と野菜、果物、そして動物性食品の割合が六対三対一強が適食ということになります。

現在の私の食事は、だいたいこの割合でいただいております。動物性のものはたまに食べますが、それほど多く食べたいとは思いません。肉類は一切れも食べませんし、お魚はたまに、あとは大豆製品や野菜、貝類など、あっさりしたものをいただいています。私の場合は、日々の生活の中での運動量が少ないので、こういう食事で大丈夫なのです。

しかし食事は、各々の方の体質や仕事によって違ってきますので、私たち一人ひとりが体の声を聞きながら、何を食べるかを決めることをおすすめします。

たとえば営業マンなどのように外まわりが多くて、よく動く人や、室内でじっとしているデスクワークの人、それからスポーツをする人では当然、欲するものが違ってきます。

私たちの体に合った食事が何であるかを知るためにも、瞑想呼吸法がお役に立つでしょう。この呼吸法をおこなっていくと、自分の体の欲しているものが自然にわかるようになっていくからです。

ところが、ここに一つ問題があります。血液があまりにも汚れていたり病気を患っている方の場合は、体が異常なものを欲する、ということです。アルコール中毒の人は体に悪いとわかっていても、アルコールを欲します。私も体が悪かったときには、異常なものばかりを好んで食べていました。

体に悪いと思われる食品がなかなか断ち切れない方には、三日間のダイエット（はちみつやりんごダイエットなど）をおすすめします。なぜなら、いったん食を断つと味覚が正常になってくるからです。

そしてさらに呼吸法をおこなっていただければ、体が本当に欲するものがわかってくるでしょう。

そういう意味で健康を願う人にとって、呼吸法は大切な意味をもつものなのです。

## ②腹八分であるかどうか。

いくら体に良いものであっても、食べすぎは禁物です。昔から「腹八分に医者いらず」という言葉があります。また、「腹六分に病なし」という言葉もあります。

そしてことわざの中に「一日三食のうち一食は医者のため」という言葉や、東洋のことわざの中には、「一日二食は人間の食事、一食は天人の食事、三食は獣の食事」というような言葉まであります。

現在の多くの人々の食事の常識が三食となってしまっていますが、それは結局、私たちの体の本能とか自然性を重んじて決められたことでなく、ただ近代の栄養学の知識によって決められ、多くの人々がそれを信じて食事をしているだけのことなのです。

数千年も前からインドにあるヨーガの教えでは、人間の理想的な食事の基本は、一日二食がベストであるとされています。その場合は朝食を抜くのですが、現在の栄養学では、朝食は抜いてはいけない重要な食事とされています。

ヨーガの教えによると、本来私たちの体は午前中に排泄作用が活発におこなわれるようにつくられているので、朝食は抜いたほうがよいとされています。

しかし朝食を摂ってしまうと、体は栄養吸収のために働かなければならなくなるので、排泄能力が低下してしまうということです。

今は「朝食を抜いてはいけない」とさかんにいわれていますが、空腹で朝食を摂るのであれば問題はないでしょうが、お腹がすいていなくても無理につめ込んで出かけるようであれば、体に負担がかかり消化不良の原因になるでしょう。

私は、朝食を摂ると体の調子が良くありません。ですから、朝はハーブティーを飲むとか、本当に胃に負担のかからない飲み物ぐらいを摂って仕事に入ります。

あと、食事に関して注意すべき点は、当然のことですが、間食や甘いものを摂りすぎていないか、あるいは塩分や脂肪分を摂りすぎていないか、ということです。

## ●良い水を飲んでいるか

次に水の問題についてお話ししましょう。どんなに良い食事をしても、体の六〇～七〇パーセントが水ですから、水が悪かったら問題です。

水は私たちの血液の中和剤の役目をしますから、良い水を摂っていると、私たちの血液の状態が悪いときには、その水が血液を浄化する作用があります。しかし悪い水だと、ますます血液は汚れていきます。その結果、いっそう体が悪くなってしまうのです。アルミニウムのような重金属が体内に入ってしまうと、なかなか排出がしにくく、脳にたまってしまうようです。飲み水は真剣に考えなければいけない問題なのです。

良い水の条件をあげれば次のようなものです。

①体に有害な物質を含まない。
②ミネラル類がバランスよく含まれている。
③酸素と炭酸ガスが十分に溶け込んでいる。
④水の硬度が高すぎない。
⑤ペーハー（pH）が弱アルカリ性である。
⑥水の分子集団がより小さい。これはクラスターが小さいということなのですが、おいしい水はクラスターが小さくなっています。
⑦活性酸素を消去する能力、すなわち活性酸素消去（これが最近よくいわれるSOD）の能力が高く発揮できること。

良い水というのは、このような条件が揃っているということです。

都会に住む私たちが健康を望むのであれば、水道水の中の塩素や有害物を排除するために、最低でも水道に浄水器などをつけることが必要と思います、

それと、外へ出かけたときにも、水道水は避けて、ミネラルウォーターや浄水した水を飲むように心がけるとよいでしょう。私はレストランへ行くにも、水だけは持ち歩いており、浄水していない水道水は飲まないように気をつけています。

会社などでは簡単なものでもよいですから、浄水器をつけることをおすすめします。私は浄水器をいろいろ使い、研究してきましたが、現在は良い製品がたくさん出ています。

また、私の事務所ではハトムギ茶やルイボス、ハーブティーなどの健康茶しかおいていません。お客さまに健康茶を飲んでいただくためです。

一般的な緑茶やコーヒー、紅茶、ウーロン茶にはカフェインが多く含まれているので、肝臓や腎臓の機能の弱い人の場合はカフェインの分解が十分にできず、リラックスする妨げになり、疲れが取れなくなるからです。

## ●正しい呼吸をしているか

次は呼吸です。正しい呼吸が身についているかどうか、そして日頃深いゆったりした呼吸をしているかどうか、ということです。

体に何らかの問題をもっていたり、現在、病気をかかえている大部分の方の呼吸は浅く、十分な酸素が取り入れられておりません。特に体の悪い方の場合には、深い呼吸をしようと思ってもなかなかできない方が多くいます。ゆったりした深い呼吸を身につけるには、丹田を使う呼吸法の修得をおすすめします。

## ●排泄に問題はないか

次に排泄についての話に移りましょう。排泄にはお小水の排泄、便の排泄、そして汗による排泄などがあります。

いま汗をあまりかかない方が増えているそうです。その理由は夏の間中、クーラーの部屋でばかり生活しているために、汗腺をあまり使わずにすんでしまい、そのうちに汗腺の働きが鈍くなって、汗が出なくなってしまうからなのです。

私たちの排泄系統は、順調に働かなくなったときには体内に毒がたまって、病気や体調不良の原因になってしまうのです。ですから、排泄に問題があれば、それなりの対処をしなければなりません。

## ●十分に睡眠は取れているか

あとは睡眠です。十分な睡眠が取れているかどうか、これは朝の目覚めが良いかどうかということで判断できます。睡眠は時間より熟睡度のほうが大切です。ただ長く眠ったとしても疲れが取れるとはかぎりません。

重要なことはいかに深い眠りを得るかなのです。ですから深く眠るにはどうすればよいかを考える必要があるでしょう。

深い眠りを得るために、誰でもがすぐに実行できることはカフェインを断つことです。寝つきが悪かったり、眠りの浅い方は、それによって眠りの深さが違ってくることを体験できることでしょう。

私のところには、不眠症やよく眠れないなどの悩みでカウンセリングに来られる方が多くいますが、そのような方たちがどういう生活をしているのかと思って、お茶に関することをお聞きしてみると、その方々の唯一の楽しみは寝る前の緑茶であったり、一日にコーヒーを十杯飲んでいるなどといわれます。

私が、一週間でいいですからそれらをやめてみてくださいといって、それを実行していただくと、ストレスのために眠れない方以外はほとんど眠れるようになります。

お茶の中に含まれるカフェインは肝臓や腎臓が健康な方は、すぐに分解できるので問題ありません。病院では、入院中の患者にカフェインの入っているお茶を出さないのは、分解がしにくいからです。

また子供は、肝臓や腎臓が未成熟なためにカフェインをうまく分解しにくいのです。それで麦茶や水やジュースを好んで飲むのです。

では、なぜ年配になると眠りの浅い方が多いのでしょうか。

それは、年とともに代謝機能が低下していき。それに伴いカフェインなどの、体にとっての異物の分解機能が落ちるからなのです。

私たちの体に、カフェインが分解されずにそのまま残った場合には、脳をずっと刺激するために緊張状態が持続することになり、神経が興奮して眠れないのです。

## ●適当な運動をしているか

適当な運動をしているかどうかも大切なチェックポイントです。

たとえば歩くことは適度な運動として、誰でも手軽にできるでしょう。足が退化するとそれに比例して内臓の働きも弱ります。体の弱い方は腹筋力がなく、体に柔軟性がないことが多いようです。

私たちの体は、疲れがたまってくると体が凝ったり、体の柔軟度が失われていきます。体の凝りをとって自然治癒能力を高めるためにも、ストレッチや適度な運動が大切です。寝る前もそのまま寝るのではなくて、体をほぐして、ストレッチをして、呼吸法をしてから寝ると、次の日の目覚めがよくなることを体験できると思います。

## ●冷え対策をしているか

多くの方が見過ごしがちな体調不良の原因の一つに、「冷え」があります。

冷え性かどうかのチェックは、くるぶしから下が、くるぶしから上より冷えていたら、間違いなく冷え性です。

簡単なチェックとして、靴下を脱いで自分の手を足の裏にあてて、足のほうが冷たかったら冷え性と考えられます。

しかし、足の裏が熱くてほてっている場合もありますが、そのような方も冷え性なのです。冷えがもっともっとひどくなると逆にほてるのです。

現代の慢性的な病気に苦しんでいる方の原因が、冷えからきているものが多くあります。水虫やアトピー、そして腰痛、婦人科系の病などは、冷えからくる症状の代表的なものといえるでしょう。

体は冷えると血行が悪くなります。そして血液の循環が悪くなると、免疫力がグンと落ちてしまいます。

たとえば水虫を例にとりますと、水虫菌はどこにでもいますので、足が冷えて免疫力が落ちているときに細胞に接触すると、水虫菌に感染してしまうのです。

女性の場合は、夏場に膀胱炎などにかかる方が多いのですが、それもやはり冷えからきています。泌尿器のまわりには大腸菌は常にいますが、冷えると免疫力が低下するため、大腸菌が繁殖し、中に入ってきて、それで炎症を起こすのです。

婦人科系の病気である子宮内膜症なども、その原因の一つに冷えがあります。

さらに、腰痛にもさまざまな種類がありますが、ケガや事故以外の腰痛の場合は、冷えからきていることが多くあります。ですから、ご自分が冷え性と思われる方は、徹底的に冷えを取り除くことによって、症状が好転するでしょう。

冷え対策の方法としておすすめしたいのは腰湯です。その方法はお風呂に入り、おへそから下をお湯につけます。手は湯船のへりか折りまげたフタの上にのせ、お湯の中に入れてはいけません。そして半分開けた湯船のふたの上で本を読んだり考えごとをしながら、二十分以上、汗がたらたら出るまで入っています。

お湯の温度は人によって違います。要するに、自分の適温でいいのです。だいたいの目安は四十度から四十二度ぐらいです。自分が長時間入っていて、いちばん気持ちのいい温度がいいわけです。だいたい二十分ぐらいすると汗がたらたら出てきて、体の芯まで温まります。

それからもう一つ大切な冷え性対策は、寒い日や冬にかかわらず常日頃、靴下を三枚以上はくことです。

健康な体の原則といわれていることに、頭寒足熱という言葉があるように、常に足が暖かいということは大切なのです。

靴下を重ねてはく場合、いちばん下は毒素を吸収するためには綿か絹がいいので、一枚目にはそれらの繊維の靴下をはきます。

そして二枚目以降にはくのは毛糸類でも何でもかまいません。最後の一枚は、靴をはくときにすべりのよいナイロンの靴下がいいと思います。

このように、冷え対策のために、どんなに暑くても一年中、靴下を三枚以上はいていると、今まで冷え性であった方は大変体が楽になることを実感されることと思います。

なぜかというと、足が冷えていないということは、全身の循環が良いということであり、その結果、腎臓に冷えが入ってこないからです。

腎臓の重要な働きの一つは血液を濾過することにあるため、腎臓に冷えが入ってきますと腎機能が低下し、疲れが取れにくくなってしまうのです。

ですから、冷え性の方は寝るときにも靴下をはくことをおすすめします。

## ●適切な治療を知る

最後は、今の自分に適切な治療は何かを考えます。もし治療が必要と思う場合には、どういう治療をすればいいのかを考えることです。そのときには、ご自分の体調不良の原因と考えられることを改める努力をしていくことを前提にする必要があるでしょう。

心身不調の原因は、だいたい今までお話しした中に網羅されていますが、体の不調を訴えている多くの方々が、こうしたことのチェックをほとんどおこなっていないのが現状のようです。ですから病気にならないほうがおかしいくらいです。

その原因を究明して克服する方法として、まずは項目をチェックしていったあとに瞑想の中でその答えを出していくのです。

そしてそれを本当に実践していったときに、心身が調和し、病から解放されていくことでしょう。

## ★目標達成の喜びの言葉と達成を助ける言葉

ここまできましたら、次に目標を達成したときの喜びの言葉か、あるいは目標達成を助ける言葉を考えます。

この言葉によって、体調不良の箇所や器官が、より早く調和を取り戻せるのです。私たちが体調不良でいる場合は、患部の細胞に過重負担をかけているにもかかわらず、その細胞に対して何も労をねぎらっていませんし、感謝もしていないのが実状です。

ですから、患部の細胞に対して、「今まで苦労をかけてごめんなさい」「そんな中でも今日まで働いてくれて有難う」といったような言葉をかけて、毎日、心から感謝することが大切です。

それだけで細胞は喜んで、治癒力を発揮し始めます。

## ●眼の調子の悪い人の場合

最近パソコンを使う機会が増えて、眼の不調を訴える方が急増していますが、そのような方の場合には、調子の悪いほうの眼（両眼が悪いなら両方）に手をあてて、「眼の神経細胞よ」と声をかけて、「本当に日々過労を強いてごめんなさい」というように謝るとよいでしょう。そして眼に対してヒーリング呼吸法をおこなうのです。

●呼吸法に合わせて、自分の眼に朝日があたっているところをイメージするのです。

●息を吐くときは上体を十五度位前方に倒し、一気に鼻から息を吐き、次に両膝を合わせ、一瞬ヒップを締め、そのあとヒップを緩め、息が入るにまかせ上体をスーッと起こします。

●上体を起こしたときに、眼に朝日があたっているところをイメージしていきます。

そして、このヒーリング呼吸法を三十回ぐらいくり返したあとに、両眼に意識を向け、「これから私のほうも眼が良くなる努力をしていきますので、どうか本来の完全な働きをお願いします」というような言葉を眼の細胞に語りかけるといいでしょう。

## ●沈黙の臓器も話しかけると応答する

前にもお話ししましたように、私は若い頃から肝臓や腎臓が悪く、肝臓のほうはいつも鈍重感があり、重苦しくて、それは何ともいやな感じでした。そこで、「肝臓さん、肝臓さん」と話しかけて、お詫びや感謝の言葉をずっとかけていったのです。

すると、肝臓は一般に、〝沈黙の器〟といわれていますが、ある日、私がいつものように夜寝ながら右手を肝臓にあてて肝臓に語りかけていると、突然、ボコンボコンと肝臓が動くような感じとともに、返事をしてくれたのです。

腎臓の場合も、一心に腎臓に心を合わせて注意を向けつづけていると、腎臓の中の細胞がじわーと働き出すように感じ取れます。肝臓や腎臓はふだんほとんど感覚がないのですが、瞑想の中でそれらの臓器に語りかけていくと、反応を得られます。

腸の場合も同じでした。当時、私は麻痺性の腸になっていて、長年、下剤を飲まなければ二週間でも三週間でも全然お通じのないような、ひどい状態だったのです。

いつまでも薬に頼っていたのでは、腸が自分で働く力をなくしてしまうので、例のごとく「腸さん、腸さん……」と話しかけて、お詫びや感謝をしたところ、やはり腸もボコンボコンと動き出して、蠕動運動をし始め、そのうちに薬をいっさい使わずにお通じがあるようになったのです。

このように私たちの細胞は対話をしていくと、細胞の目覚めが早まり、本来の働きを取り戻す力が高まっていくようです。

私たちの体の細胞にはこのように意識がありますが、それは当然、私たちの細胞に限らず、植物の細胞にも意識はあります。

同じ花を買って来て、片方には「きれいだね、きれいだね」といって、もう片方には「あんたは汚いから見たくない」というように、それぞれの花に逆の言葉をかけることをしばらく続けていますと、「きれいだね」といわれたほうはきれいに咲いたままでいるのに、「汚ない」といわれたほうの花は、本当に早く枯れてしまいます。

はじめて聞く人には信じられないかもしれませんが、こうした実験はすでに多くの人たちがおこなってきており、だいたいそのとおりの結果を得たということはよく耳にします。

読者の皆さんも興味があれば、ぜひ実験されてみるといいでしょう。その場合、水は同じようにあげて実験をおこないます。

話を戻しますと、心身の調和を目標としたときには、目標を達成したときの喜びや感謝を現わすために、身体の不調和な細胞にお詫びする言葉と感謝する言葉をつくるのです。

続いて、不調和な細胞が順調に働いてくれるように祈る言葉もつくり、それを毎日くり返して潜在意識の中にインプットしていくことが大切です。

そして最後に、この「心身調和計画表」を作成した日の日付を書き込んでおいて、その後の良くなっていく経過を記録していくとよいでしょう。

以上が、心身の調和を実現していくための要点です。

# 第6章

# ヒーリング呼吸法の実践

## ★丹田の位置の確認

これから呼吸法の実際のやり方をお話しします。

まず、服装ですが、体を締めつけないような、ゆったりしたものであれば、それがいちばんでしょう。そうでない場合には、ベルトなどは緩め、スカートはホックをはずしておいてください。

では、丹田の位置を確認したいと思います。

●左手の指をそろえて横に向け、親指をおへそにあててください。

●そして左手の小指の下の位置に右手をあててください。縦に両手が並びます（次頁の図1参照）。

●左手をとって右手の上に重ねてください。

いま両手をあてたところが、だいたい丹田のある位置だと思ってください。かなり低い位置で、膀胱のあたりになります。その場所が、毎回息を吐くたびに多少なりともへこむことを確認していただければよいと思います。

丹田は無理にへこまそうと思っておこなうと、力みが入って続かないものです。丹田は最初からへこむことは少ないので、今日始めて、すぐにへこまないからといって、がっかりしないでください。

図１〈丹田の位置を知る方法〉

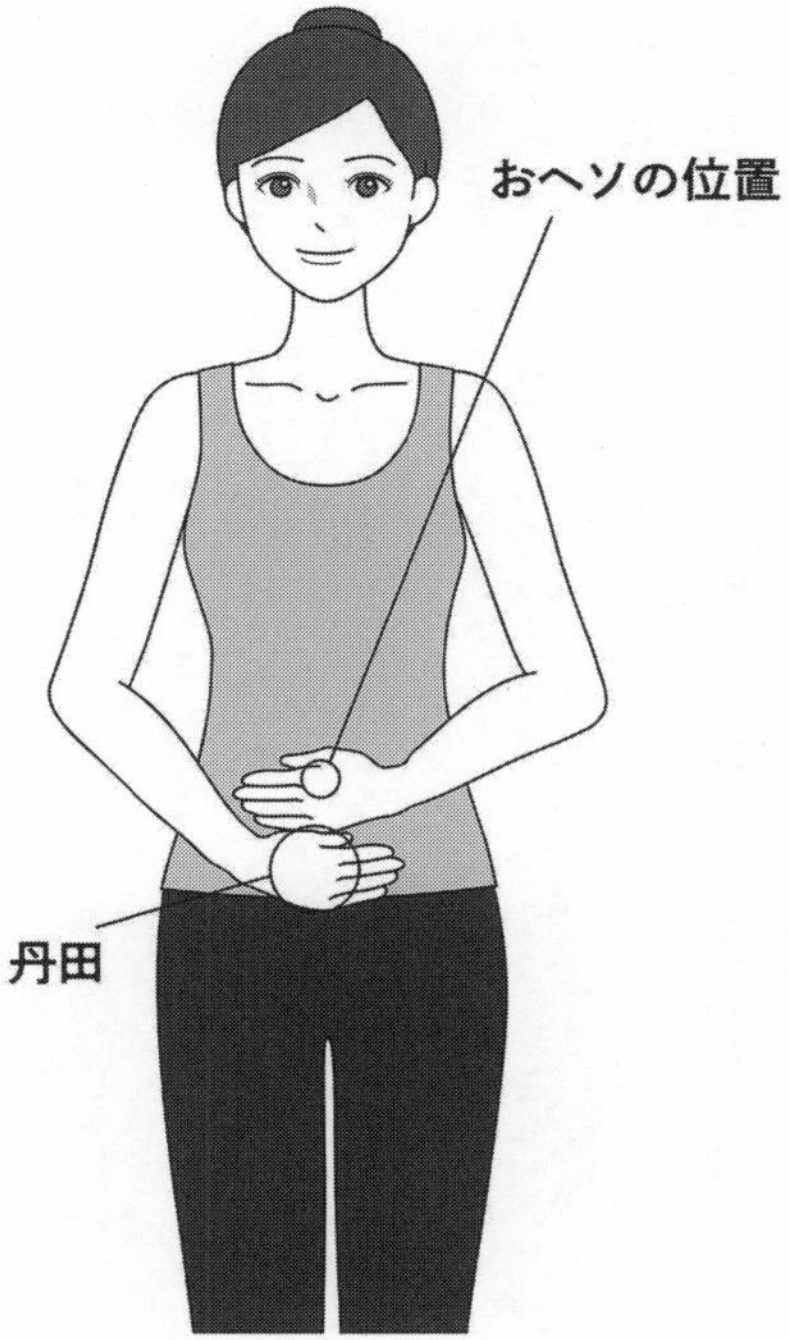


左手の親指がおへソの位置に、
その左手の小指の下に右手を
当てると、そこが「丹田」

丹田は運動神経の支配下にないために、特別の訓練をしていないかぎり、最初はあまりへこまない方のほうが多いのです。

この丹田をへこむようにするためには、息を吐くたびに息が一呼吸ぐらい残っている状態で、一瞬ヒップを締めながら、丹田がへこんでいるイメージをくり返していくことが必要です。

そうしているうちに、だんだんへこむようになっていきます。ですから、無理に力んでへこまそうと思わないことです。

手をあてていただいているのは、丹田の位置を知るためと、丹田がへこんでいくことの確認のためにです。

息を吐いたら丹田がへこむのだとイメージして、ほんの少しでもへこんだときの感触をつかんでいただくためなのです。

つまり、息を吐いたときに丹田がへこみ、吸ったときには丹田が膨らむのだということを、手の感触で覚えていってほしいのです。この呼吸法のコツは、そんなに難しいことではないのですが、体が覚えるまでに時間がかかるということです。

丹田がへこむようになるまでの期間は人によって違いますが、早い人でも最低一カ月はかかります。さらに三カ月、半年、一年かかる人もいます。極端に虚弱とか腹筋がない人の場合には、かなり時間がかかります。

このように、それぞれの体質や体力によって異なるので、何カ月でへこみますといえないのですが、とにかく毎日百回おこなっていただければ、どなたでも必ずへこんでいくようになります。そのためにも習慣化するまでは一日百回の呼吸をすすめているのです。

## ★姿勢と実際のやり方

次は呼吸のときの姿勢です。

●背筋をスッと伸ばし、肩、みぞおちの力を抜きます。そのためには、椅子にあまり深く腰かけず、少しだけ前方に腰をおろします。
●両足が平らに床に着くようにして、膝との間は手のこぶしが一つ半位開けてください。
●両手は下腹部の丹田に軽くあてています。

●背骨がスッと伸びて、肩、みぞおちの力が抜けていることを確認します。瞑想の姿勢と同じです。

●あごは上がらないようにし、心もち引くような感じです。そして、眼は軽く閉じます。

●呼吸は吸うのも吐くのも鼻を使います。鼻で呼吸をするのが原則です。

●上体を十五度ぐらい前方に倒していき、鼻からスーッと息を一気に吐きます。

●次に両膝を締めヒップを一瞬締めます。ヒップを締めるのがわからない方は、肛門を締めると考えてください。

●そして次に一気にヒップを緩めます。

そのとき肩とみぞおちの力も抜いてください。ヒップを緩めると自然に息は入ってきます。

●あとはスッと背筋を伸ばし、もとの姿勢に戻します。もとの姿勢にもどした時は息は入ったままにしておきます。

そしてまた息を吐きたくなったら同じことをくり返します（次頁の図2参照）。

この動作は一呼吸の中でおこない、そしてまた次の呼吸に移るのです。

各人の呼吸のペースに合わせてこの動作をおこなっていきますので、当然、息が浅い方

図2〈椅子に坐っておこなう呼吸法〉

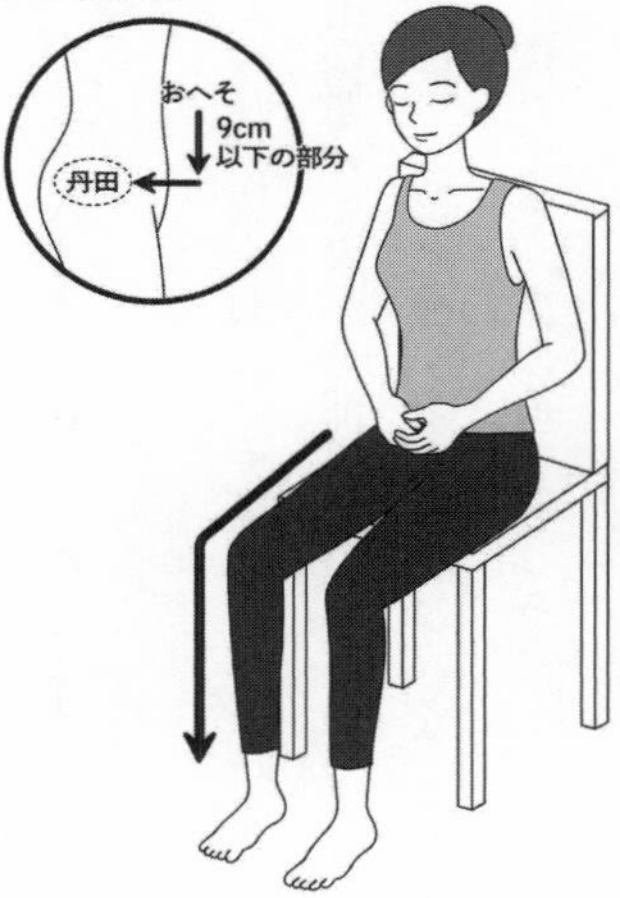


肩とみぞおちの力を抜き
顎を軽く引く。
両手は丹田に

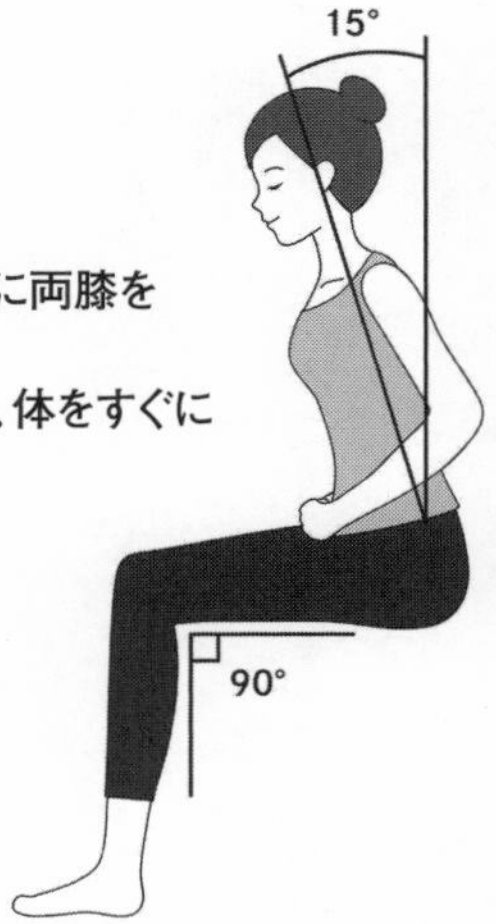


15度前方に倒し、息を一気に吐く。次に両膝を
合わせヒップを締める。
次にヒップを緩めて息が入るにまかせ、体をすぐに
元の姿勢に戻す。

はこのテンポが速くなります。逆に深い方はもとの姿勢にもどした状態を長く保ちます。それぞれ呼吸の深さが違うので、人とは比べないで、自分のペースでおこなってください。

ヒップを締める、あるいは肛門を締めたときに、下腹部がちょっとへこんだ感じがしませんでしたか？　その感じをつかんでほしいのです。人によって多少違うのですが、だいたいへこんだあたりが丹田のある場所です。

ヒップを締めることで丹田が動きだし、それにともなってへこむ感じがつかめるようになるので、そのために一瞬ヒップを引いていただくわけです。これはいきなりできなくても、だんだんできるようになりますから、くり返し練習していきましょう。


この呼吸法をおこなう場合、息を吐くときには体の中の否定的な思いとか疲れとか、体の中の悪いものが全部出ていくと思って、息を吐くとよいでしょう。

そして、吸うときには宇宙の「気」や新鮮なエネルギーが入ってくると思っておこなうと、より効果があがるでしょう。


特に気をつけることは、この呼吸をしているときに肩、みぞおちに力を入れて、力まないということです。

そのためには、ヒップを緩めるときは体全部を緩めるつもりで力を抜き、あとはスッと背筋を伸ばして戻すことです。息は吐いたぶん入りますから、無理に吸おうとしないことです。

また息を吐くときも全部吐き切ると苦しくなりますので、鼻からスーッという感じで吐きます。

そしてヒップを緩めれば自然に息は入ってきますので、あとはスッと楽にして上体を起こせばよいのです。

上体を起こしたところで息が入ったまましばらく保ちます。そして次の呼吸に移ります。

このような要領でおこなってください。

これをくり返しおこなっていくと、体がしだいに熱くなってきます。この呼吸法をくり返していくうちに体が熱くなってくるのは、血液の循環が良くなるからなのです。

それは腹部にあった静脈の鬱血した血液がスムーズに心臓に戻り、その後、末端まで血液が流れていくからなのです。

また酸素の摂取量が通常の三倍から五倍は入りますので、体の隅々まで酸素が運ばれていきます。その結果、免疫力は高まり、血行が良くなるので、冷え性の方などにはとても良いのです。

病気で入院しているときや、運動ができないようなときにも、この呼吸法をおこなうことで多量の酸素を取り入れることが可能となり、有酸素運動をしたときと似たような成果が得られることを体験していただけるでしょう。

## ★太陽をイメージする瞑想法

では次のステップに移ります。今度は呼吸法を瞑想と併せておこないますが、まずは太陽のビジョンをイメージすることから始めましょう。

●背筋を伸ばして、肩、みぞおちの力を抜いて、手を上向きにして軽くももの上にのせてください。そして眼を軽く閉じます。

この間は呼吸法のことは忘れ、普通の呼吸をしましょう。

●大きく息を三回吐きます。
このときは鼻と口の両方を使って息を吐き、吐く息とともに、「全身の緊張がとれていく」と思って、息を吐いていきます。
●次に朝日を心の中でイメージして、その光を自分の全身に取り入れていきます。
●自分の眼の前に、広い大海原があるところを想像してみてください。
正面からゆっくりと朝日が昇ってきます。水面は朝日を浴びてキラキラと輝いています。

大海原の前に広がる白い砂浜。その砂浜の上で、ゆったりとした気分で坐っているご自分を想像してください。
●愛と癒しに満ちた、その光り輝く朝日の金色の光が、全身を照らしていきます。
まずは額から両眼、両頬、そして顔全体が朝日に照らされているご自分を想像してください。
●いま私たちの全身が朝日に照らされ、顔の細胞の一つひとつが朝日の愛と癒しのエネルギーで満たされております。
●さらに頭全体、体の奥の奥まで朝日の愛と癒しのエネルギーが広がっていきます。
●首、両肩から両腕、手の指先まで……。両腕の細胞の一つひとつの中に、愛と癒しの光が広がっていくと想像していきます。

●さらに腕、みぞおち、お腹全体に、朝日の光がさんさんと降り注いでいる、そのイメージをもちつづけてみましょう。

●さらに両肩から、背中、腰、ヒップ全体、背中の細胞の一つひとつの中に、朝日の愛と癒しのエネルギーが広がっていくところを想像してください。

●太もも、両膝、ふくらはぎ、足の裏全体。両足の細胞の一つひとつの中に朝日の愛の光が広がっていく、そのイメージをしばらく持ちつづけてみましょう。

それではしばらくご自分で、頭のてっぺんから足の先まで、朝日に照らされているご自分をイメージしつづけてください。朝日の愛の光に満ち満ちている自分をイメージしてみましょう。

## ★太陽呼吸法の実践

第4章でお話ししたように、多くの方が朝日に対して、愛とか優しさ、明るさ、暖かさなどのプラスのイメージをもっています。私たちが朝日をイメージしたときに、さわやかさや気持ち良さを感じるのは、そのためです。

朝日を見て愛を感じる人、または安らぎを感じる人、明るさを感じる人、癒しを感じる人、いろいろあります。

太陽呼吸法をおこなうときには、まず、朝日をイメージしたときにいちばん惹かれる言葉を一つ選んでいただきます。

たとえば、愛、調和、癒し、優しさ、明るさ、喜び、至福、感謝、希望、勇気などの中から、どれか自分にいちばんピンとくる言葉を選んでいただきます。これを太陽呼吸法をするときのご自分のマントラにします。

それでは気に入った言葉を一つ決めてください。これは一度決めたからといって変えてはいけないということはなく、毎回この呼吸法をする前に選びなおしてもかまいません。

それでは太陽呼吸法の実践に入りましょう。

●両手をもう一度、丹田のところにあててください。そして背筋をスッと伸ばし、肩、みぞおちの力は抜いて上体を十五度前方に倒し、鼻から息を一気にスーッと吐きます。

●次に両膝を合わせヒップを締めます。

●ヒップを緩めると同時に息を吸うことは自然にまかせて上体をさっと起こします。上体を起こした時に、今の朝日のイメージを思い浮かべてください。

●朝日をイメージするときに、先ほど選んだプラスの言葉を光とともにイメージします。たとえば、愛を選んだ方は愛の光がご自分を照らしている光景をイメージします。この時は息は体に入ったままです。

●そして息を吐きたくなったら同じように次の呼吸に移ります。それをしばらくくり返してみましょう。

●息を吐くときは上体を前方に倒し鼻から一気にスーッと吐きます。そしてヒップを緩めると必要量の空気は入ってきます。

●そのあと上体をすぐに起こし、息は吸ったままで朝日のイメージを思い描くのです。

●愛の光、明るい光、何か一つだけ言葉を選んで、その光が自分を照らしているところをイメージします。

そのとき選んだ言葉は、そのときのそれぞれの人に必要な言葉なので、しばらくは、その言葉の光を太陽呼吸法の中でイメージしながら、おこなっていくことをおすすめします。

呼吸法の途中で、もしほかの思いが浮かんできてもそれは横に流して一つ一つの呼吸の動作に心を集中します。

朝日をイメージするときは誰でも朝日の光に照らされた経験があると思いますから、それを思い出して、その光にいま自分が照らされている、とイメージしていただければよいのです。朝日のイメージがうまくできないという方は、実際に朝日を浴びながらおこなえば、その感じをつかんでいただけると思います。

この朝日をイメージしながら太陽呼吸法をくり返しおこなうことで、私たちの細胞が変わっていくのです。ですから、体質改善を望む方や、病を治したい方にとって、この太陽呼吸法は必須アイテムになるでしょう。

この呼吸法をやりつづけていただくと、心の中のマイナス的な思いが消えて、プラス的な思いが多くなっていくために、だんだん人生が前向きになっていき、理想や希望の実現が早まっていくことでしょう。

## ★自己ヒーリング呼吸法

次に、自分の体を癒す自己ヒーリングのほうに入っていきたいと思います。

まずはじめに、以前に述べたように、「私たちの体の細胞には意識がある」ということを思い起こしてください。

細胞は私たちの思いをキャッチしますので、語りかけると応答してくれるのです。

このことをよく理解したうえで、

●自分のいま治したいところに右手をあててください。

●右手をあてられないような場所、たとえば背中や足の裏など、右手の届かない箇所をヒーリングしたいときには、イメージだけでヒーリングをしていきます。

●治したいところに手をあてましたら、その部位の細胞に対して、今まで過労の状態にしてしまったことや、今まであまり手入れもせず、思いやったこともなかったことなどを、心の中でお詫びしてみてください。

●腎臓だったら、「腎臓さん、腎臓さん」と声をかけるのです。腸だったら「腸さん、腸さん」、肝臓だったら「肝臓さん」、眼だったら「眼の神経細胞よ」とか、首の場合は「首の神経組織よ」というふうに声をかけていきます。

●そして、「今まで本当にお疲れさまでした。大切に扱わずにごめんなさい」というように謝ってください。

今まで、細胞に意識があることを知らなかったために、無理な使い方をしてしまったことに対して、まず細胞にお詫びをするのです。

●お詫びが終わりましたら、今度は「これから一生懸命、呼吸法をし、生活習慣を正すように心がけて、原因を排除していきますので、どうか本来の完全な働きをお願いします」というふうにお願いするとよいでしょう。

すると細胞は、確実に早く応えてくれます。

それでは、今度はヒーリング呼吸法を使ってその場所を治していきます。

●患部に手をあてられる方はそこに右手をあて、それが無理ならばイメージの中でそこに手をあてて、左手は丹田にあててください。

そして、まず最初はイメージだけでおこないます。

●まずは、全身に朝日の光が降り注いでいることをイメージしたあと、いま右手をあてている箇所を朝日が照らしているイメージをもっていただきます。

●さらにその部位の細胞が光り輝いているところをイメージしていきます。

それでは、今のイメージを呼吸と合わせていきます。

●上体を十五度前方に倒してから、鼻から息をスーッと吐き、次に膝を合わせ一瞬ヒップを締めます。

●その後、ヒップを緩めると同時に必要量の息が入ります。

●その後すぐにスッと上体を起こします。息は入ったまま、患部、治したいところが愛の光や明るい光で照らされているイメージをもってください。

●そしてまた次の呼吸に移ります。上体を十五度前方に倒し息を吐き、次に膝を合わせ一瞬ヒップを締めます。ヒップを緩めた後にスッと上体を起こし、自分の患部が照らされているイメージをもちます。

●それを毎回の呼吸のたびにくり返していきます。

●もし、途中で患部にあてている右手がだんだん疲れてきたら、手を下ろしてもけっこうです。でもその場合でも、患部が朝日の光に照らされているイメージはもちつづけていただきます。

ここで、この呼吸法の実践についての大切なポイントをお話ししておきます。それは上体を十五度ぐらい、前方に倒すということです。この呼吸法に集中していたら、上体など倒さなくてもよいのではないかと思われるかもしれませんが、この上体を少し倒すことによって、深い呼吸が可能になるのです。まだ呼吸法の練習が浅い方の場合には、丹田がへこみにくいので、上体を前方に倒すことで丹田もへこみやすくなり、深い呼吸ができるようになるのです。

さらに、毎回上体を前傾させることで、体の動きを区切ることになり、眠気を防ぐ効果があります。私たちが呼吸法をくり返していきますと、心が静まってきて脳波が$\alpha$波の状態に入っていくために、気持ちが良くなってきて、眠くなってしまうことがよくあるものです。

でも、これは仕方ありません。前にもお話ししたように、$\alpha$波の脳波は眠る寸前に出る脳波なので、心がいちばんリラックスした状態にあるときに出るものだからです。

もし上体を倒さず、まっすぐ坐ったまま呼吸とイメージを十分も十五分もの間、くり返しておこなった場合には、多くの方が眠くなってしまうことでしょう。

上体を少し倒すことで、眠らないでその$\alpha$波の状態を保てるのです。上体を少し倒すことには、そういう意味があるのです。

## ★他者ヒーリング呼吸法

次に、他者を癒す方法をお話ししたいと思います。

●まず相手に坐るか寝ていただきます。どこが悪いかお聞きして、相手の悪い場所に手をあてます。

●そして癒す人も癒される人もともに眼は閉じます。最初はイメージだけでおこないます。

●次に朝日が眼の前にあることを思い浮かべ、その朝日の光に自分と相手の方が包まれていることをイメージします。

●上体を十五度前方に倒しながらスーッと息を吐きます。

●次に両膝を合わせヒップを締めます。ヒップを緩めると同時に息が入るに任せ上体をすぐに起こします。
●そして朝日の光が相手の患部に入っていくとイメージします。さらに、その患部の細胞が光り輝いているところをイメージします。
●息を吐きたくなったら再び上体を十五度前方に倒し同じことをくり返し三十回位行います。

他者ヒーリング呼吸法をおこなうときは、浮かせていると手が疲れますから、手は患部に軽くあててください。あてる手は右手が原則です（次頁の図３参照）。

この呼吸法を行っている間は毎瞬その動作に意識を集中します。これをすることで雑念が出にくくなるのです。

それと不思議なのは、この方法でヒーリングをおこなうと自分も疲れないということです。

私もかつて十年ぐらいの間、鍼灸の治療をおこなっていたことがありましたから、その経験からもわかるのですが、真剣に手をあてて一生懸命相手を良くしようと頑張れば頑張るほど、あとで自分の具合が悪くなってしまうということがよくありました。

図3〈他者ヒーリング呼吸法〉

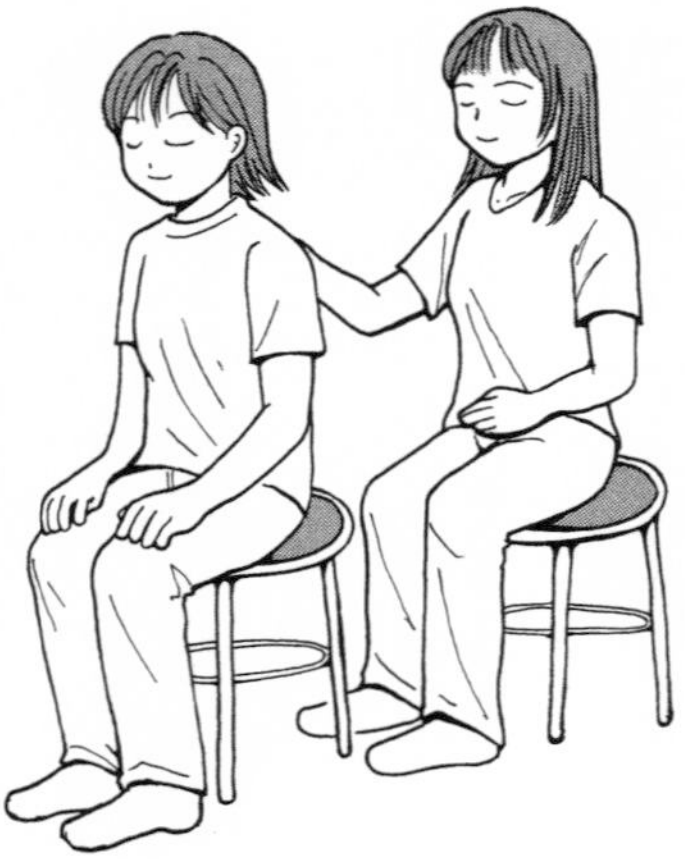

癒す人は右手を相手の患部にあて、左手は自分の丹田にあてる。
癒される人はリラックスした自由な姿勢でよい。

ところが、このヒーリング呼吸法を実践しますと、自分のほうも元気になるのです。そういうヒーリングであれば、どなたでもやってみたいと思われるのではないでしょうか。この呼吸法は、相手を良くすると同時に自分も良くなる画期的な方法ではないかと思って、私は自分の治療経験から開発させていただいたのです。

では、この方法だとなぜ疲れないのかといいますと、自分がエネルギーを出すのではなくて、常に宇宙のプラスのエネルギーである朝日のエネルギーを自分に満たし、相手にも満たしているからです。

宇宙から無限にエネルギーが供給された

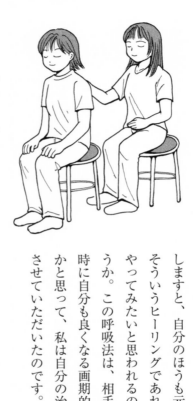

状態で、自分は朝日のパイプ役としてヒーリングを行っているからです。

さらに、これは邪気を受けない方法でもあるのです。ふつう病気の重い人を治療すると、病人のもつマイナスのエネルギー（邪気）を受けたりする場合が多いものです。

しかし、この方法によると、呼吸法によって自分が朝日のエネルギーを受けてプラスになり、しかもそれを自分で補給しつづけているために、邪気を受けないですむのです。


このヒーリング呼吸法は誰にでもできて、しかもどこでもできます。

ヒーリングをするときにいちばん大切なのは、本当にその人を治してあげたいという愛の思いです。それがあれば、この方法は本当によく効きます。


私のセミナーでは、ペアを組んで一人に対して十五分以上おこなっていただきますから、この間に三十回から五十回ぐらいの呼吸法をくり返すことになります。

そうすると、膝が今まで痛かったのが治ってしまったとか、腰が楽になったとか、さまざまな効果がたくさん出るのです。

ですから家族やお友達などで、この呼吸法をお互いに実践されたら、お互いの体が良くなると同時に、呼吸法の上達も早くなるでしょう。

そのためにも、日々呼吸法の訓練がきちんとできていないといけません。呼吸法が上達すればするほど、効果も大きくなるからです。

## ★仰向けに寝た姿勢での呼吸法

今までご紹介してきた呼吸法は、いずれも椅子に腰をかけておこなう場合でしたが、最後に仰向けに寝ておこなう呼吸法をご紹介しておきたいと思います。

これは病気の方や体の弱い方、また健康な方でも仕事やスポーツなどでとても疲れているときに使っていただくとよいと思います。この方法ですと、朝、目覚めたときや寝る前に手軽にできるので、知っていればいろいろな面で役立つでしょう。

寝る場所は畳の上でも、絨毯の上でも、また布団や坐布団の上でもどこでもかまいません。

●低目の枕をしてもかまいません。まず仰向けになって、両手を丹田にあて、両膝をつけて立ててください（次頁の図4参照）。

図4〈仰向けに寝た姿勢での呼吸法〉

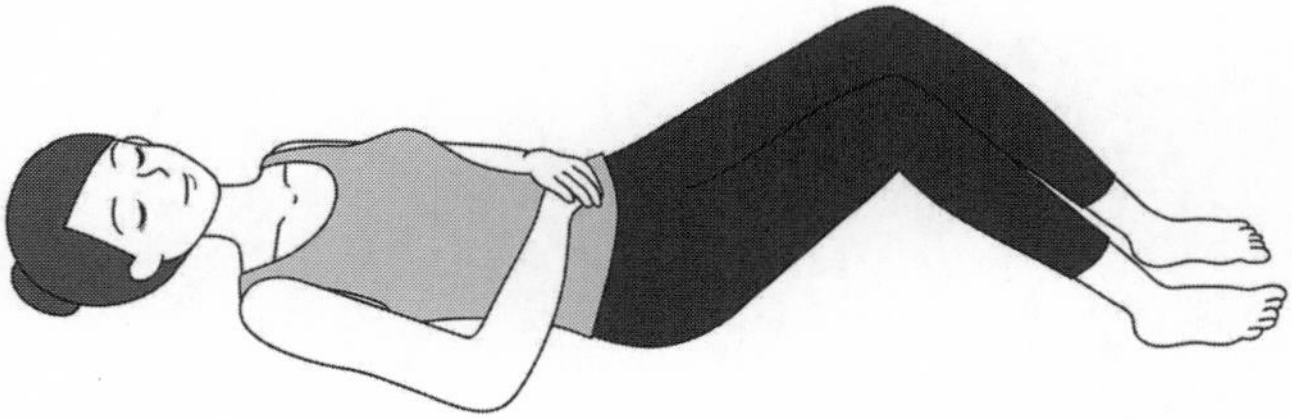

両膝をくっつけて、膝を立てる。
両手は丹田にあてる。

鼻からスーッと息を吐いていき、
次に膝はつけたままヒップを
少し持ち上げる気持ちで
一瞬ヒップを締める。

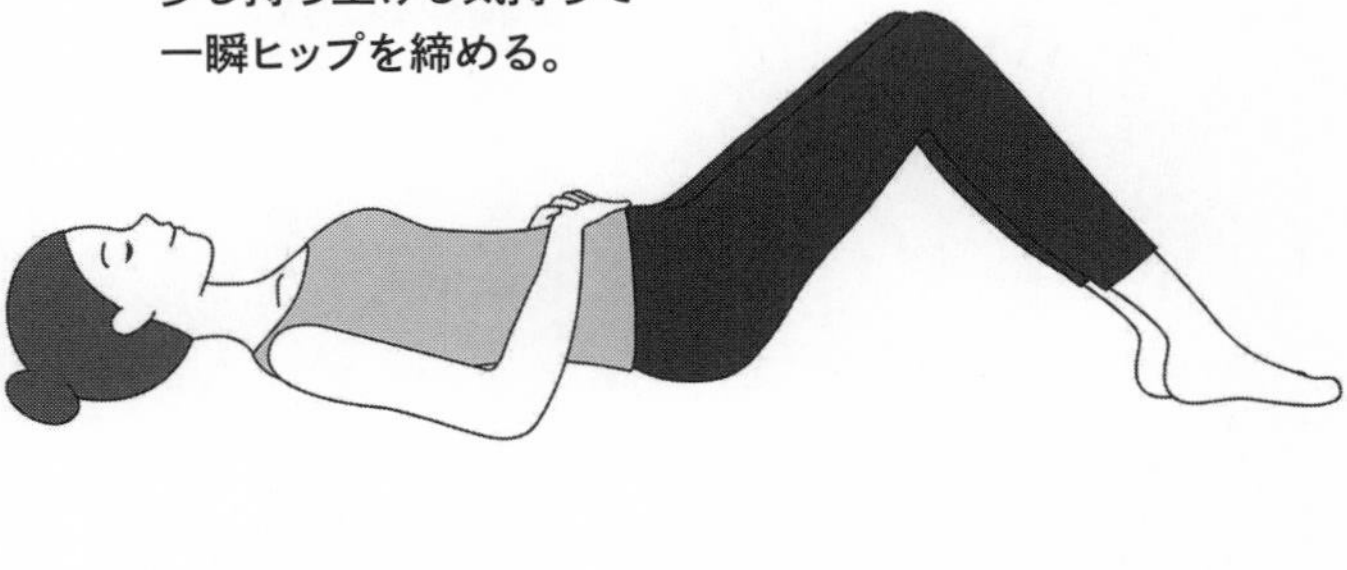

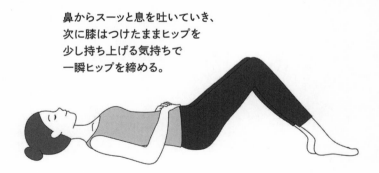

このとき足先は腰幅と同じくらいに開きますが、膝はつけたままです。なぜ膝をつけるのかといいますと、膝が離れていると、うまく丹田を引くことができないからです。

●まず鼻からスーッと息を吐きます。

このとき、丹田を両手で軽くさわったままヒップを少し持ち上げる気持ちで一瞬ヒップを締め、すぐに緩めて自然に鼻から空気が入るのにまかせます。

寝ておこなう場合は腹圧がゼロの状態のために、坐っておこなうときよりさらに丹田が引きにくくなります。

そこでヒップを締めるときに少しヒップがもち上がるような感じになることを心がけると、丹田が動くようになっていきます。

この寝ておこなう呼吸法は、不眠症の方には特におすすめしたいと思います。

布団に入ってから、いろいろな不安や心配事が次々と浮かんできて、なかなか寝つかれないような方というのは、体の「気」のエネルギーが頭のほうにのぼってしまっているのです。

そうしたときに、この呼吸法をおこなうことによって、全身の血行が良くなり、頭のほうにのぼっていた「気」のエネルギーが下のほうにさがっていきます。

その結果、全身をバランスよく血液が循環するので、しだいに興奮もおさまり、自然に眠くなるのです。

不眠症までいかなくても、あまり寝つきのよくない方も、寝る前にこの呼吸法をぜひおこなってみてください。毎日続けていくと寝つきがよくなり、睡眠中も熟睡できて、疲れもとれ、スッキリした気分で目覚められるでしょう。

もちろん、この仰向けの姿勢で太陽呼吸法をおこなっても、自己ヒーリングをおこなってもかまいません。

要するに、そのときの体調や気分に合わせて、椅子に腰かけておこなったり、あるいは寝ておこなったりすればよいということです。

# 第7章

# 真我の願いを実現する!

## ★真我と向き合う

今までは、心身を癒す呼吸法を中心にお話ししてきました。呼吸法によって病気を治し健康を回復することは、私たち誰もが望むことですから、それは真我の願いであることはいうまでもありません。

そこでこの章では本書のまとめとしまして、健康や治病にとどまらず、真我の望むことを実現するための具体的な方法についてお話ししたいと思います。

すでにご存知の方もおられるかと思いますが、私たちの環境や運命は私たちが長年思ったり考えたりしたことが、現実世界に投影されて形づくられていくのです。つまり、自分の身に起こる出来事は、私たちが生まれてから今日までのどこかの時点で、思ったり、感じたり、考えたりしたことが現実化しているということです。

心の法則についての勉強をしていくと、どなたでもわかるようになると思いますが、現実というのは自分が思ったとおりになっているのです。

そのことがだんだん理解できてくると、私たちが真我の望む方向に人生を歩んでいくことが、いかにすばらしいことかがわかっていくでしょう。

ところで、いつのまにか自分が呼吸法から離れたり、瞑想から離れたり、真我の自分から離れてしまっているということがよくあります。

私も心の浄化のための瞑想を始めた頃には、そのようなことがときどきありました。そのようなときは、心の中にマイナス的な思いが多くなっているときなのです。

つまり、真我の自分でない偽りの自分に引っぱられているときであるので、本当の自分に近づくことから避けたいというような気持ちが出てしまうのです。

しかし、そのようなときにはこの話を思い出していただき、今の自分は真我の心から離れた違う方向に向かっているということに、気づいていただきたいと思います。

真我（本当の自分）から離れてくると、否定的な気持ちが多くなり、一人になったり静寂の時をもつことを避けたくなるようです。自分一人になったら寂しいとか、一人になったら怖いとか、一人になったらつまらないというような思いを常日頃もっている方の中には、真我の心から離れた気持ちで生活している方が多いように思います。

## ★一人になるということは真我と対面するには最高の時間

今の時代にはそのような方が多いようですが、私も昔は、一人になったり、静寂の中にいることなどとてもできず、スケジュールを見て、どこかが空いていると不安になったものです。

常に誰かと会っていたり、仕事を入れたりして、とにかく忙しくしてスケジュールが全部埋まっていないと、なにか落ち着かないのです。つまり、できるだけ自分一人になる時間をつくらないように自分でしていたのです。

静寂の中で自分を見つめるために、一人になるということは、真我と対面するには最高の時間なのです。どなたでも真理の勉強（心の世界の勉強）を深めていくと、一人になる時間を自分から積極的につくっていくようになると思います。

なぜなら、真我の自分（本当の自分）と接する時間をもちたくなるからなのです。

そしてそのときこそ、呼吸法や瞑想を通して真我に出会うチャンスでもあるのです。ですから呼吸法や瞑想を続けているうちに、寂しいとか、怖いというような気持ちはだんだんとなくなっていくでしょう。

私が十代から二十代の頃、まだ心の世界に目覚める前には、一人でじっとしていることが絶対できないタイプの人間でした。そのうえ友達もたくさんいましたので、寝るまで友人を自分の家に呼んで騒いでおり、自宅はいつも友達の集合場所のようになっていました。しかし今は逆で、一人になれたときとか、空白の時間ができたときには、とてもうれしくなり、一人でできることを楽しんでおこなっています。

一人でできることの楽しさを知っておくと、万が一遭難したり、どこかに取り残されたりしたとしても、一人でできることをしながら助けを待つことによって、パニックにならずにすむのではないでしょうか。

しかし一人になることを恐れている人の場合は、一人になってしまった時点でパニックになってしまうのではないかと思います。

## ★どんな状況下でも、大丈夫と思うことができれば大丈夫になる

どんな状況下でも、「自分は大丈夫だ。必ず良い方向に導かれていく」と思うことができれば本当に大丈夫になる、ということが瞑想や呼吸法をしていくと、わかってくるでしょう。

このことを知っていると、たとえば海外などに行って病気になったときとか、緊急のときに大変役に立ちます。もちろん普段でも大いに役立ちますが……。

私たちはどういうときに自分の本性が出るのでしょうか。それは、まず一つは、とても調子の良いときに出やすくなります。

たとえば、仕事がうまくいって他人から高く評価されたときとか、急にお金持ちになったとき、そして名声を得たとき、さらに願望が次々と叶って、自分の思うように事が運ばれているときなどです。

そのような最高のときというのは、有頂天になりやすく、自分の我が、最も出がちにな

っているときなのです。
つまり、そのときに自分は偉いとか特別だとか思って、感謝の心を忘れてしまうと、真我から離れた自分が出てしまうのです。

あとは、私たちが人生でどん底のときにも本性が出やすくなります。そのようなときは多くの方がパニックになりやすく、自分はだめだと思って自分を責めて、落ち込んだり、すべてを相手のせいにして人を責めたりしがちになります。

このように人生の両極の場面にぶつかったときに、いちばん私たちの本性が出てしまいます。つまり、日頃からご自分の心をコントロールすることを学んでいない方の場合は、このような人生の両極の場面に遭遇したときに、その方の業（カルマのこと）が強く出てしまうのです。
ところが、普段から呼吸法や瞑想法をおこなっている方は、そういうときに感情に流されることなく、本当の力が発揮できるのです。

## ★頂上へ至る最短距離を進んでいる真我実現へのカリキュラム

私たちの人生を一つの山と想像していただけたら、わかりやすいのではないかと思います。まず、山の頂上を「真我の自分」と考えてみましょう。

すると私たちは、生まれたときより少しでも、より豊かな自分、より成長した自分になることを求めて、頂上をめざしているわけです。

人間の求める最高の場所が山の頂上の真我の自分であるとすると、その頂上をめざしてみんながそこに行こうと思っているのです。

人によってはのんきに行こうと思って、緩やかな道をあっちこっち寄り道しながら、少しずつ上がっていく人もいれば、まあ今回はゆっくりと好き勝手して、このあたり（すなわち、ずっと麓のほう）でとどまって、のんびり行けばいいと思って、何もしない人もいるのです。

私たちの魂は永遠ですから、人生は何も今世だけに限ったものではありません。それで、今世だけで全部やらなくても、何回も生まれ変わって、ゆっくり真我に近づけばよいと考えている方もいるかもしれません。

誰にでも自由意思があるのですから、どこから行ってもよいと思うのです。どのような山にも登り道はいくつもあるのですから、そのどれかを通って、いつか頂上にたどり着けばよいのではないでしょうか。

いま私が提唱している「真我実現へのカリキュラム」は、頂上へ至る最短距離の道を進んでいると考えてください。けわしい坂道を一気に登って行こうとしているわけです。ですから当然、大変な場所（時期）にぶつかることもあります。

でも、その道を進んでいくと、この一生の間に自分では信じられないぐらいの速さで、視界が開けた場所に行けるという世界なのです。

そのかわり、止まってしまったり、進まないでそのへんをうろうろしていると、すべり落ちたりもします。急な山道を登っている場合、途中で気を緩めてしまったら、落ちるか、そこにずっととどまっているか、ぶらさがっているか、それしかないわけです。

しかし、尾根道のような、横道をずっと歩いている方の場合は、ゆっくりと進んでいるので、あまり落ちることもないでしょうが、目的の場所へはなかなか着けない、といったような状態ではないかと思うのです。

でも、皆さんはこのような最短コースを知ったのですから、幸運ではないかと思います。このへんでよいと思ったら、そこで自分を保てるように頑張ればよいし、せっかく知ったのだから、さらにもっともっと上に行きたいと思えば、いくらでも上に行くことができる世界なのです。

## ★真我の願いか、我欲の願いか

私たちの願いには、「真我の願い」、もう一つは「我欲の願い」という二つの種類の願いがあります。

本当の意味での自己実現というのは「本当の自己（真我）が望んでいることが実現する」という意味ですが、世の中にはそれを違う意味に解して、自分の思うことが何でも叶えばよいというような、いうなれば「我欲成就」のようなことを教えているセミナーもあるようです。

そうしたセミナーで教えている、ただひたすら「大金持ちになりたい」とか「一億円の豪邸に住みたい」といったような願望を我欲のほうで願っても、その念が強ければ確かにいったんは成就するかもしれません。しかし、そのような場合どうなるかというと、一時の自己満足はあるかもしれませんが、その願いが叶ったからといって、心が安らぎ、本当の幸せを得られるかどうかはわかりません。

我欲の願いの場合は、真我がそれを本当に求めているとは限りませんから、やはり我欲で実現させたぶん、ほかの誰かが傷ついたり不幸になったりすることもあるわけです。

たとえば、相手の足を引っ張ってでも自分があるポストに就きたいという人がいたとします。そのポストに現在就いている人をさんざん誹謗中傷して追い落とし、なんとかそのポストを手に入れます。

その場合、たしかに一時はそのポストにつけて、当人は満足するかもしれませんが、必ず今度は自分もまた誰かにそうされるのではないか、という不安や恐怖心が芽生えてきます。なぜなら、私たちは自分の心の尺度でしか人を見ることができないからです。

ですから、日頃から、相手を不幸にしてでも自分の欲を満たそうと思っている人は、他人もそのように思っているとしか考えられないので、人を信じることができず、恐れの中で生活することになってしまうのです。

すると、心の法則どおり、思ったことは実現するので、同じことがくり返されることになるのです。政権争いなどを見れば、そのことがよくわかるでしょう。

とにかく足の引っ張り合いまでして、たとえ自分の願いを叶えたとしても、心の平安も真の喜びもないわけです。あるのはただ一時の自己満足だけです。それも一瞬のもので、その後に残るのは恐怖とか不安だけなのです。

真我の願いが叶ったときには、自分にとってもまわりの人にとっても喜びが生まれ、心は安らぎで満たされていくのです。ここでは、我欲の願いでなく真我の願いを書き出してほしいということです。

しかし最初からどちらの願いなのか、その見分けはつかないと思いますので、まずは、真我の願いかどうか、といちいち考えずに、とりあえず何でもけっこうですから、書き出していただきたいのです。

後でそれらの願いが、我欲のものであるか、真の願いであるかの点検をする方法があるので、いくつでも書き出していっていただければよいと思います。

要するに、ここでは願望には二通りの種類があるということだけを知っておいてください。

## ★心の中を整理し、理想・希望を書き出してみよう

私たちの理想や希望を考えるうえで、具体的にはどういうふうに考えていけば明確になっていくのかといいますと、「理想・希望を追求するときの考え方」の七項目にそって考えていくと、心の中にあるさまざまな望みが整理されていくことと思います。次にその七項目をあげていきます。

①自己向上面での理想・希望

②対人関係面での理想・希望
③仕事面での理想・希望
④健康面での理想・希望
⑤生活や心のゆとり面での理想・希望
⑥地球環境をよくするために自分のできることでの理想・希望
⑦他人のために自分が役立てることでの理想・希望

ただ漠然とこの人生での理想・希望はと考えていても、なかなか出てこない方がけっこういると思いますので、この七つの項目を考えたわけです。ですから、これに従って書き出していただくと、自分が何を日頃、望んでいたのかが見えてくると思います。

理想や希望の項目は、心が柔軟で自由な人ほどたくさん出てきます。そういう点では、子供は心が自由ですから、たくさん出てきやすいのです。

しかし成人の中には、常識に縛られて心が固くなってしまい、自由を失ってしまっている方が多く見られます。

そのような方は、理想や希望がなかなか出てこないのです。

なぜ出てこないかといいますと、心に制約があって、「どうせだめだ」とか、「そんなことできっこない」「現実はそんなに甘くない」「夢物語でしかない」などといったマイナスの思いに支配されているからです。要するに、考えが枠にはまってしまっていて、自由な発想ができないのです。


十年以上も前のことですが、あるセミナーで、参加者の心の浄化が進んでない段階で、理想・希望の項目を書き出すことをおこなっていただいたことがあります。

そのときには、「別に私は理想・希望なんてないんです」とか、「二個ぐらいしかありません」とかいう人が何人もいたのです。

彼らは心に制約が多くあり、心を閉ざしてしまっているために、夢も希望もあきらめてしまっていたのです。

それでは、そのような心の枠をいったん外して、どういうふうに考えていけばよいのかといいますと、まず①自己向上面での理想・希望というのがいちばん大切です。自己向上面で自分の真我が望むような〝自分〟になるには、どういうことをめざしていけばよいのか。いったい自分はどういう人になりたいのか、と考えていきます。

私たちの中で、今の自分のままでよい、と思っている方は少ないのではないかと思います。理想は、前にも説明したように、「理にかなった想い」のことです。ですから夢や空想とは違い、何らかの方法をとれば必ず実現の可能性があるということなのです。「理想的な自分」というのは、絶対に実現可能な、真我が求めている自分のことであることを知っていただきたいと思います。

つまりそれは、ただ漠然と「こうなったらよい」と思うのではなく、「相手に対してこうあってほしいと思う姿」、つまり「相手に求めた理想的な人物像」のことなのです。

私たちが相手に向けた理想的な姿というのは、実は私たちの真我が自分自身に望んでいる理想像であるのです。

たとえば、あなたが相手に「誠実で、優しくあってほしい」と思うならば、真我もあなたに「誠実で、優しくあってほしい」と思っているということです。

なぜなら、私たちは今の自分に不足している心を相手に求めてしまうからです。つまり、本当に優しい人は相手に優しくあってほしいと願わないということです。

その場合、あなたの理想的な自分とは、「人に対し誠実で、優しい人になる」ということを、ここに書き入れればよいということです。真我が望むような自分については、このように考えていきます。

最終結論を出してしまいますと、理想的な自分が実現できたときには、私たちのこの人生での理想や希望は、それが真の望みであれば全部叶うということになるのです。

つまり、真我の望むような自分になることを目指さずして、他のことをいくら望んでも真の幸せは得られないということなのです。

## ★真我がいちばん望んでいることは真我が求める「自分」になること

私たちの真我は何をいちばん望んでいるのでしょうか。それは真我の求める「自分」になることなのです。ですから、私たちが、真我の望むような自分になる方向に向かっているときには、真我は間違いなくどんなことにでも応援してくれるのです。

したがって、あれも、これもと、多くの望みがありすぎて、どれから手をつけてよいか迷ってしまうような場合には、真我の自分になることだけをめざしてもよい、というぐらい、このことは大切なことなのです。

実際に真我の自分に近づく努力をおこなっていくと、驚くぐらい、いろいろなことが叶い始める世界なのです。

今はとりあえず、そういうすばらしい世界があるということを知っていただければと思います。そこで、今はとにかく皆さん方がこの人生で望まれる理想や希望をできる限り書き出してみましょう。

このことを実証するためにも、ご自分で考えられる限りのことを書いておかれたらよいと思います。

そして三カ月後、半年後、一年後にこの用紙を見ていただくと、真我の自分に近づいたことに比例して願いが叶っていくことを確認されることと思います。

そのときに、私たちは心の浄化度に比例していろいろなことが実現していく、ということを確認できるでしょう。

## ★すべてのものはつながっている

項目⑥の「地球環境をよくするために、自分のできることでの理想・希望」を考えてみましょう。

私たちは心のゆとりがなくなると、目先のことだけでいっぱいになってしまいます。

文明世界に住む私たちは、文明の豊かさを追求するあまり経済の向上に主眼を置きすぎた結果、オゾン層が破壊されて地球環境が大変危機的な状態になっているのです。

その結果、現在、皮膚癌が大変増えていて、きわめて深刻な状況になっています。

私たち一人ひとりが心の法則を理解して、自分の心を安らぎのある状態に保つように心がけていないと、とかく間違った方向へ行ってしまいがちです。

アメリカは環境問題に関して前向きの方向に向かっていたのですが、今は環境問題よりも自分の国の経済のほうを優先させるということになってしまいました。これは大変残念なことだと思います。

たとえアメリカの経済効率がよくなって、豊かになったとしても、オゾン・ホールがどんどん大きくなっていって、自国の多くの人々が皮膚癌や、その他さまざまな病気になってしまった場合、彼らは自国の経済さえよければ後はどうなろうとも幸せであると考えているのでしょうか。

地球環境を大切にしようと思わない人は、お金とか物質面での豊かさが幸福であるかのように思っているために、本当に大切なことが見えていないのだと思います。トップがそのような考え方であり、ひたすら自国を有利にする方向へ向かっていることは、時代に逆行をしているようで残念に思います。

結局、私たち一人ひとりは地球という宇宙船に乗った仲間どうしであり、地球全体のすべての生き物の中の一つの存在でしかないわけです。動物・植物をも含めたこの大自然の中で生かされている小さな存在だということを、忘れてはいけないと思うのです。

心を失ってくると、「自分さえよければいい」という気持ちが生まれ、客観視ができなくなってくるので、怖いのです。

このようなことはいくら理論で説得しようとしても無理だと思います。真実は、私たち一人ひとりが、心に内在する真我に目覚めて、その心で宇宙を見ていったときに、見えてくるでしょう。

そのときはじめて、自分も他人も、そしてこの地球上のあらゆる動物すべてがつながっていることを実感できるのです。その結果、地球があってはじめて私たちの存在が可能になるということの自覚が生まれてくるのです。

## ★他人のために、いま自分が役立てることを考える

最後の項目に「他人のために私たちが役立てることでの理想・希望」があります。

私たちがこうなりたい、このようであってほしいということは、たくさんあるでしょうが、人生というのは自分一人の力では大したことはできず、多くの方々に支えられて生かされているのです。

この事実を知ったときには、自分は今までお世話になった方々に何を返せるのか、どのようにしたらまわりの人のお役に立てるのかを考えるようになっていきます。

そこで、他人のためにいま自分が役立てることでは、どういうことができるのかを考えていきます。

相手の方から本当に喜んでいただけるようなことで、今の自分にできることって何かないかということを、考えていただきたいのです。

私たちが本気でまわりの方々のお役に立たせていただきたいと思ったときには、身近な

ことの中にできることがたくさんあるのがわかることでしょう。
たとえば、ご両親に焦点をあてて何か役に立てることがないかを考えてみてください。一週間に一回ぐらい実家に行って掃除をするとか、料理をつくって差し上げるとか、そういうことをされたら、きっとご両親は喜ばれることでしょう。また、そのようなことができない場合は、ご両親をお食事に招待するとか、いくらでもあると思います。

さらに、同じ職場で仕事をしている上司や、同僚、部下について考え、それぞれの方に対して、どのようなことをさせていただくことが相手に協力することになり、また喜んでいただけるのかを考えていったとき、いくらでもするべきことが出てくると思うのです。とにかくご自分の身近な方や縁のある方々に対して、いま自分にできることはないかどうかと考えていったときには、たくさんのことが出てくると思います。

このようにいろいろな方面から考えて、理想・希望を書き出していくと、少ない方でも三十項目ぐらい、多い方では百項目以上もの項目を出す方がいます。
最初は、これが良いとか悪いとかを選別しないで、出てくるままに書き出されていくとよいと思います。

## ★真我の望みが早く実現する秘訣

不思議なことに、簡単なことですと、書いただけですぐに実現してしまう場合がたくさんあるのです。

なぜなら、書くということは心の中の思いを整理し、明確にするということにつながるからです。つまり、この三次元の世界で現実化することは、四次元以降の世界（心の世界、思いの世界をさす）で思いを明確にしたことや、ビジョン化されたことなのです。

ですから、心の中の思いを整理するためにも、まず書き出してみましょう。それが五十項目にも百項目にもなっていいのです。これ以上ないと思うぐらいまで書き出してしまったのち、呼吸法を十回から二十回ぐらいおこない、心が落ち着いて安らいだ状態になってから、再度、全体を見渡してみます。

最初は自分がいったい何をしたいのかもわからず、思うように書き出せない方でも、七項目にそって考えていただければ、ご自分の望みがだんだん明確になっていくことでしょう。

いま皆さん方に、理想や希望の項目をノートに書き出すことをおすすめするのは、一年後にそれをチェックしていただきたいからです。一年後に、このノートに再び目を通していただき、実現した項目には○印をつけて、何項目実現したのかを確認されることをおすすめします。

ここで真我の望みが早く実現する秘訣についてご説明しましょう。

それは、真我の求めている愛や、優しさ、感謝の心で常に生活できる自分になるということです。

この十年間のセミナーを振り返ってみますと、そのような生き方を実践している方々が出された、理想や希望の項目の、だいたい七割以上が一年以内に叶っています。

ですから、真我の自分が喜ぶような自分をめざすことで、思っているよりも速い速度で私たちの願いが叶っていくということは確かです。

最初の段階では、これは良いとか悪いとかを考えず、こうなってほしい、こうなったら嬉しいと思われることを、全部書き出していくことです。私たちには自由意志と想像力が与えられていますので、真剣に願ったことは叶うようになっているのです。

実現が不可能なことは、強い思いとして出てこないものなのです。ここが不思議なところなのですが、思いつづけられるということは、そのことの実現が可能だ、ということになるのです。

私たちのこの三次元の世界で実現することは、すべて異次元の世界、つまり心の世界のどこかの時点で思ったり、感じたこと、強く念じたことが現象化した結果なのです。それが心の法則なのです。

心の中で、こうなってほしい、あのようになったら嬉しいと思いつづけられることというのは、何らかの方法をとったら絶対に実現が可能だということを、まず信じていただきたいと思います。

この可能性を知っただけでも、夢や希望がもてるでしょう。なぜなら、今まではすべてのことを「無理だ、無理だ」と思ってきて、希望や願いをあきらめていた方が多くおられたはずです。

しかし、ご自分の理想・希望を書き出していって、それらの願いが真我の求めている願いであれば全部実現していくと思えれば、それがどれほど楽しいことか想像してみてください。

「ええっ、そんな夢みたいなことあるんですか」と、叫びたい気分になりませんか……。

## ★まず何よりも心の法則を知ることが大事

先日、ある方が私の『呼吸セラピー』（青春出版社）を読んでカウンセリングに来られたのですが、悩みに悩んでおられて、今まで自分の人生で何一つ思うようになったことがないというのです。

その方はとてもきれいな女性なのですが、そのときは、苦悩で顔が暗くなっており、本来の美しさが出ておりませんでした。

彼女は、日々、葛藤の連続で、苦しくて苦しくて仕方がないということなので、そのときに次のような会話をさせていただきました。

彼女がカウンセリングを申し込んだ理由は、次のようなことでした。

自分は今まで何一つうまくいったことがないし、願ったことも何一つ叶ったことがなく、ジョセフ・マーフィーの教えも実践したが、何一つ叶わなかった。

でも、『呼吸セラピー』を読んだときに、心の浄化をすれば望みが叶うかもしれないと思って、私のところに来られたというのです。

そこで私は、「ここに来ることができたということは真我が導いたわけですから、可能性がありますよ」ということと、そのほかの心の法則についての説明をさせていただきました。すると、最後には顔がだいぶ明るくなってきて、「本当にそんなこと夢みたいでとても信じられませんが、私もまず呼吸法から始めて前向きに生活をしてみます」といって、お帰りになりました。

この方を例にとるまでもなく、心の世界や心の法則を知らないと、自分の未来の可能性を否定することになってしまうので、怖いのです。まずは心の法則を〝知る〟ことです。

知らなければ、私たちの理想や希望の実現は夢で終わってしまうでしょう。

なぜなら、もう自分はだめだとか、私の人生は灰色なんだ、と思い込んで、人生をあきらめているような方は、自分の理想や希望の実現を信じることができないからなのです。

自分が願うことや、自分の理想や希望することは、実現の可能性があるんだということを知っているだけでも、私たちの未来への可能性が大いに広がっていきます。

## ★誰でも今すぐ新しい自分に生まれ変われる

私たちの真我にはこれほど大きなエネルギーがあり、かつ創造力をもちながら、無限の宇宙意識とつながっているのです。

宇宙意識は創造エネルギーでもあるため、生きとし生けるすべてのものを創る力をもっています。

私たちの肉体をみても、ご存知のように一人の人間が六〇兆個もの細胞でつくられており、それも毎瞬毎瞬、つくり変えられているのです。

したがって、今の私たちの肉体は不変ではなく、毎瞬毎瞬、細胞が再創造をくり返しながら肉体を形づくっているのです。

ですから、もしいま私たちの体に悪い箇所があったとしても、その悪い状態をずっと維持する必要はないのです。

これまで何度もくり返しお話ししてきたように、毎瞬毎瞬、心に思うことが次の新しい細胞の意識を決定していくのです。

細胞が入れかわるときに私たちの気持ちをプラスの発想に切り変えて、若々しい健全な細胞をつくると決めて、そのことを思いつづけることができれば、それに応じた細胞分裂がくり返されるのです。

宇宙の真理を知らない人はこのようなことを自覚せずに、私は生まれつき体が弱いとか、病気だから仕方がないと思って、日々を過ごしています。

そのため不健康な細胞分裂をくり返していくことになり、今までと同じように不健康の状態が続いてしまうのです。

つまり、私たちの毎瞬毎瞬の意識が細胞分裂をも決定しているのです。

ですから、私たちが望めば毎瞬、再創造をして、新しく生まれ変われるのです。

したがって、自分が変わることを決意して、真我の求めるような人になろうと思えば、今すぐにでもなれるのです。

私たちが、真我の求める優しい自分になりたいと願うのであれば、今から優しい態度、優しい笑顔、優しい言葉を出しつづければよいのです。

また、愛にあふれた人になりたかったら、常に愛にあふれる思い、愛にあふれる行動、愛にあふれる言葉を発すれば、その方は真我の求める人になっているのです。

それがどこまでできるかは、毎日毎日の生活の中で、どれだけ実践できるかにかかっているのです。

# 第8章　ヒーリング呼吸法でみるみる元気

今までヒーリング呼吸法の思想的な面と実践的な面とについてお話ししてきましたが、私の主催するセミナー等に参加されて、呼吸法や瞑想法を実践された結果、ご自分の病気を見事に完治されたり、克服されたりした方が多数おられます。

ここでは、その中から四人の方の体験談をご紹介したいと思います。

## 特殊な腎炎が完治

T・T（三十代・女性）

本当に病気だったのだろうか？

いったいどうやって治ったのだろう？

実は治った本人がいちばん不思議に思っているのかもしれません。

いま改めて振り返ってみると、まるで他人事のような何とも不思議な感覚にみまわれるのです。

私は二年半前に現代医学では治療法が確定していないという特殊な腎炎になりました。

高熱と微熱が一カ月半続き、体重は一カ月で十キロ以上減りました。会社から帰ってきて身体を横たえたが最後、顔を右から左に倒すのもおっくうなほど、だるい状態でした。

そんな私に「本当に呼吸法だけで治ったのですか？」とよく聞かれます。

「呼吸法だけか？」と問われれば、「いいえ」とお答えします。

それは私がとても多くの方に支えられ、いろいろなものに助けられたからです。両親をはじめ親戚や職場の同僚、友人、知人、お医者さまや諸先生方。

そして良質な食べ物や飲み物、和漢薬、整体、針灸、本、グッズ等々です。ですから私の場合は、こうしたものすべてのお陰で治癒したとお伝えしたいのです。


しかし、それでも「呼吸法で治った」というのには理由があります。

それは呼吸法以外、すべてが「していただいたこと」、つまり他力だったからです。

他力が効力を現すには、どうしても自分自身が治ると決め、もてる自然治癒能力を最大限に発揮できる土壌をつくる必要があったと思うのです。

そして、その土壌づくりが私にとっては「太陽呼吸法」でした。

太陽呼吸法というプラスのエネルギーが、さまざまなホリスティックなものを統合し、強烈に治癒へと推し進めていったのだと理解しています。

●具体的には、一日百回の太陽呼吸法を三回に分けておこないました。太陽をなかなかイメージできなかったため、朝はなるべく太陽の光を直接浴びながら呼吸法をおこない、その暖かさを皮膚に覚えこませるようにしました。

●また、病院の検査結果から正確な身体の状態を把握し（ありがたいことに医師団の治療を断ったにもかかわらず、好意的に病状を見つづけてくださいました）、腎臓の図解や働きを書いた本などを参考に、どの部位が正常になれば健康になるかを頭の中でシミュレーションしながら、腎臓に手をあてて語りかけました。

●細胞一個一個に、ゆっくり呼吸をしながら、まず腎臓を傷めるような生き方をしてきたことを心からお詫びし、それでも機能してくれていることに感謝し、その後、細胞一個一個が太陽の光を浴びて、キラキラ輝いている姿を描きつづけました。

●原先生から、「絶対に病名を入れてはいけない」とアドバイスいただいたので、「腎炎が治る」ではなく、「腎臓がどんどん良くなって正常に働いている」「検査結果が正常値になる」と思いながら呼吸法をおこないました。

●ただ続けること、ひたすら一日百回、呼吸法をすることが、不安と焦りで押しつぶされそうな私の心をやわらげ、安心感をもたらしてくれました。
そして気がつけば、まるで嵐が過ぎ去るように特殊な腎炎は治っておりました。

## みるみる体調が良くなり、長年苦しんでいた便秘や食欲不振からも解放

R・X（四十代・女性）

約一年前に原先生のセミナーに参加いたしました。当時、私はホテル勤務でしたので、勤務時間が早朝からであったり、深夜まで及んだりして不規則な生活が続いていました。

そのために、体はいつもだるくて、肌はカサカサで青白く、肩凝りも、また便秘もひどい（毎日下剤を飲まないとまったく出ない）状態でした。

そのうえ、腎臓も悪く、食欲もなく、食事のときも食べなければいけないから食べるという感じで、ご飯をおいしく食べたことはありませんでした。

そんなときに原先生の著書と出会い、真我実現セミナーに参加するようになりました。

そこでは、呼吸法や瞑想法の指導を受け、自分の細胞と対話することも教わり、それらをまじめに実践いたしました。

●呼吸法を一日に百回おこなうようになってから、早速、効果が現れました。約一週間で肩凝りは嘘のようになくなり、体のだるさも消えて、朝もスッキリと起きられるようになったのです。

●最初のうちは、一日に呼吸法を百回もおこなうことが、時間もなく大変でしたが、呼吸法をおこなっていくうちに、みるみる体調が良くなってきたため、やめられなくなり、また、さぼると途端に体調が悪くなるので、朝と夜の二回に分けて、毎日必ずおこないました。

●呼吸法を続けてちょうど一年がたちましたが、今では肌はつるつる（化粧もほとんどいらないくらいです）で、血色も良くなり、長年苦しんでいた便秘や食欲不振からも解放されました。

●いま何が嬉しいかといえば、以前はあまり食べられなかった食事が、毎日おいしくいただけるようになったことです。昔は、ご飯を食べるといつも眠たくなって、横にならなければ苦しいほど、胃腸や腎臓が弱かったのですが、今は何を食べてもおいしくて、好き嫌いもなくなりました。
●また以前は、太ることを常に気にしていて、ダイエットを頻繁におこなっていたのです。二十代の頃には、一時、過食症になり、たくさん食べては大量の下剤を使ったり、吐いたりしたこともありました。
今になって思うと、あの頃の私は、心身のバランスを完全に崩してしまっていました。外見だけにとらわれて、本当の自分を見失っていたのです。


ところが真我実現セミナーに参加して、真我が何を望んでいるのかを知ったときから、異常なほどの執着やこだわりから心が完全に解放されました。今は、何でも食べられるという喜びや健康でいられることに感謝できるようになりました。

すると不思議なことに、心も軽く、以前よりも活動的になり、友達も増え、仕事も楽しくなりました。

こんな自分でも今まで生かされていた、ということへの感謝の気持ちでいっぱいです。

これから先は、世の中のためになれるような人物をめざし、少しでも恩返しをして生きて行きたいと思っています。

## 強度の老眼と乱視が回復

S・S（五十代・主婦）

「病は気から」といわれていますが、この「気」が身体に何かしら影響を与えているのだと思います。その「気」は本来、呼吸法によって培われているのだということを、身をもって体験いたしました。

私は、特に難病を患っているわけではありませんが、長年の持病として腎臓が弱く、機能が低下すると、たびたび微熱が出て体が疲れやすく、低血圧のため、朝起きるのがとてもつらいということがありました。

ところが、原先生のセミナーを受けさせていただいて、呼吸法と心の浄化を目的とした瞑想法をおこなうようになったときから、様相が一変しました。

呼吸法を毎日百回、実践するようになり、しだいに体調が良くなっていきました。ところが、二週間ほどたった頃、体がだるくなり、頭はボーッとして逆に体調が悪くなりました。いま思うと、これは好転反応で、今まで悪かったものが良くなる一つの兆候でした。この状態が約一週間ほど続きました。ところが、さらに一週間が過ぎた頃から、みるみる回復してきました。

●一日中、気持ちがとてもさわやかで壮快になりました。肌のくすみもすっかりなくなり、おでこにあったぶつぶつも消えてしまい、肌もつるつるです。

●何よりも便利なことは、睡眠時間が少なくても平気になり、一日を有意義に過ごすことができるようになったことです。

●私は二カ月ぐらい前に眼科に行ったとき、老眼と乱視がひどくて、近くのものさえ見えなかったのです。それで、呼吸法とともに視力トレーニングにも取り組んだところ、始める前は左右の視力が〇・九ぐらいだったのが、始めて二カ月したら、視力が一・五にまで回復しました。

以前は老眼鏡をかけなければ新聞も本も読めなかったのですが、ここまで回復しましたので、今はもうメガネがいらなくなりました。そして、目からきていたと思われる肩と首のこりや頭の重さが消えて、目も頭も首もすっきりさわやかなのです。

●精神的には、呼吸法を楽しんでいるうちにだんだんと呼吸が深くなっているのか、意識しなくてもマイナスの思いが出にくくなっている自分に気がつきます。

●日常生活の中でいろいろ起こる出来事に対しても、穏やかに冷静に対処できるようになりました。感情に振り回されるような出来事もなく、自分の思いがどんどん良い方向に向かっています。

セミナーを通して、「気」が身体のコントロールを司るということを実感させていただいたとともに、その「気」を育むのは、呼吸法と心の浄化にあることに気づかせていただきました。

## 神経的なショックから始まった自律神経失調症を克服

T・I（六十代・主婦）

主人は会社を経営していたのですが、スキルス進行性の胃癌とわかってから二カ月と二十日で亡くなりました。

私はいつも死ぬときは一緒にと思っていたので、そのショックは大変なものでした。

さらに、それに追い打ちをかけるように、長男が継いだ家業も四人の男にだまされて、会社は倒産し、多大な借金が残りました。

そのため私は、それまで住んでいた広い家から追い出され、小さなアパートへの引っ越しを余儀なくされたのです。その部屋に行ってみると、天井まで全部荷物が詰まっていて寝る場所がない。寝たきりの母をかかえていたものですから、何はともあれベランダへ荷物を出して、その母の寝る場所をつくりました。

その夜から、突如、部屋の中がぐるぐると回るような感じがして、ひどい目まいと嘔吐が始まりました。自律神経失調症らしいのですが、光が眩しくて眼をあけていられません。眼を閉じていても眼の奥が針で刺されたように痛むのです。

さらに、精神的なショックと自分をだました四人への恨みなどが重なり、頭のほうもだいぶおかしくなっていたようです。白装束に着替えて四人を殺さなくては……と夢遊病者のようになり、母の叫び声でふと我に戻ると、部屋の真ん中で五寸クギをもって立っている自分がいたりしたことも何度かありました。

そんな状態が続いているときに、偶然に健康セミナーで原先生の本と出会ったのです。それで先生に電話をして、まず個人面接を受けさせていただき、そのあとで真我実現セミナーに参加させていただきました。

●そのセミナーの第一段階は「内観」でした。自分の小さいときからのことを思い出すのですが、私は育ての母と産みの母の、二人の母がいるものですから、心の中に長い間いろいろな引っかかりがあったのです。

●いま九十三歳の寝たきりの母は育ての母なのですが、子どもがいなかったので、私はすごくかわいがられて育ちました。内観のときに、その思い出が一気によみがえってきて、涙が止まらなくなりました。

●本当に私って幸せだったんだと思う半面、産みの母に対する、私を捨てたと誤解していたことへの恨みのような思いもあったのですが、それも同時に、母が私を手放すときどんなに辛かっただろうな、という気持ちが湧き起こって、母を赦すことができました。内観法で心が浄化されて、そういうわだかまりもきれいに取り去ることができたのです。

●セミナーでは「対人関係調和法」というものもあり、そこでは、私たちをだました人の名前を用紙に書いて、その人にいいたかったことも洗いざらい全部書き出しました。

●そして瞑想や呼吸法などを忠実におこなって、そうした思いをすべて完全に断ち切ることができたのです。さらに、四ステップの理想・希望実現法の中でこれからの人生の目標も立てることができました。

●そうしているうちに、しだいに精神も安定してきて、体調も良くなり、あれほどひどかった眼の痛みもいつのまにか消えてしまいました。医者からは、治るのに少なくとも五年はかかるといわれていた自律神経失調症が、わずか四カ月の真我実現セミナーで簡単に治ってしまったのです。

精神病院に入る寸前のところで、原先生に出会えたことは本当に幸運だったと思います。

今はまわりの人からよく、「どうしてそんなにワクワクして生き生きしているの」といわれますが、そうしたときには、「私はステキなことに出会ったの」といって、原先生のセミナーのことをお勧めすることにしています。

## セミナー受講後の社員の変化に感動、社内が明るく笑顔に包まれた

M・S（七十代・会社経営者）

原先生のセミナー終了の次の日、ミーティングがあり事務所に行きました。

驚いたのはセミナーを受講したO社員、S社員、K社員（初受講）の三名が輝いていたことです。

事務所に入ってＫ社員と顔を合わせると、さわやかな笑顔で挨拶、積極的にミーティングの準備を行い、以前の消極性が全く消えていました。

Ｓ社員も声が明るくなり、彼のミーティングを発表する姿も前向きで、終始笑顔で行っていました。

Ｏ社員はもともと元気で前向きだったのですが、セミナー終了後のせいかスッキリ感と清らかさがプラスされ、柔らかな雰囲気を出していました。

彼はミーティング前に大企業と打ち合わせに行ってきたのですが、三億円を超える大きな仕事を受注してきてくれました。Ｏ社員はセミナーを受けると決めてからこれまでに、大きな仕事を次から次へと受注しています。七億円を超えていると思います。

また、Ｋ社員とＳ社員は受講した誰よりも早く、セミナー受講後の社内レポートを提出してきました。今までは何度も催促され、やっと出していたのですが、今回は早い提出でした。報告の内容もビックリするほど前向きで、実践を取り込んだものでした。

その内容は「毎日一〇〇回の呼吸法・周りの環境や周囲の人々に感謝の気持ちを表現する。内観シートでできなかった部分を行う」などなどでした。

次回の心得として「教えていただいたことを素直に実行する」とありました。読み終えて胸が熱くなりました。

ここ最近、K社員とS社員は、会社の方針や他の社員との調和がうまくいっておらず、心配していたのですが、セミナーを受講して良き手応えをつかんだようです。

二日間続けてミーティングを行いましたが、二日とも今までになく明るく笑いに満ち、それなのに真剣さがある居心地の良いミーティングでした。

セミナーを受講したO社員、S社員、K社員の存在が大きかったと思います。

社員がセミナーに参加して、社内がこんなに明るく笑顔に包まれ、居心地の良い場ができたのは今回が初めてです。そのせいか、仕事の打ち合わせも前向きでスムーズに行われ、目先の仕事だけでなく、一年、二年、三年と、将来を見据えた計画を立てようという気運も生まれました。

驚いています。第四ステップまであるうちの第一ステップを終えただけでこのような体験をするとは思ってもいませんでした。第四ステップの終了後が今から楽しみです。

# あとがき

この本は、現在都会に住む多くの方々が関心をもっている、心と体のヒーリングを中心に書かせていただきました。

最近、癒しのためのアロマテラピーや、癒しのための音楽や絵、その他、癒し系のグッズ等に人気が集まっているようです。これは文明社会に住む多くの人々がいかにストレスをかかえているかということの証ではないでしょうか。

なぜ、文明社会に住む多くの人々がこれほどのストレスを受けるようになってしまったのでしょうか。

その原因の一つと考えられるのは、文明社会に生活する多くの人々が大自然とのつながりや一体感をなくした生活を続けている結果、心のゆとりや安らぎを失ってしまったことにあると思います。

解決法の一つは、私たち人間は本来、自然の中で生かされている一《いち》生命体であるので、自然とのつながりの中で生かされている存在であることを感じ取り、かつ、自然との一体感を体得できたときには、私たちの心は感謝の気持ちと安らぎで満たされていくのではないでしょうか。

では都会で日々仕事に追われ、自然との触れ合いももてずにストレスを感じながら生活している人は、どうしたら自然とのつながりや一体感を感じ取れるようになるのでしょうか。

そのカギが瞑想や呼吸法にあるのです。

瞑想や呼吸法を深めていきますと、私たちが大自然や大宇宙とつながっている自分に気づけるようになり、さらに大自然や大宇宙との一体感を体験できるようになっていくのです。その結果、私たちの心は安らぎで満たされ、ストレスから解放されていくのです。

要するに、私たちの心が宇宙の意識（「真我」「仏性」「本当の自分」ともいわれている）から離れた分だけ安らぎを失い、ストレスをかかえてしまうということなのです。

この本を読んでくださった方々が、この本の中にある瞑想と呼吸法を日々実践されて、安らぎの世界をご自分のものにしていただければ、たいへんうれしく思います。

原　久子

＊お問い合わせは、以下にお願いいたします。

**●原アカデミー株式会社 連絡先**

〒167-0053　東京都杉並区西荻南3-8-16-805
TEL:03-3335-1170
FAX:03-3335-3202
e-meil:info@haraacademy.jp
http://www.haraacademy.jp

LINE@　QRコード

オンラインサロン　QRコード

**心と体のトラブルを解消する**
**ヒーリング呼吸法**

著　者　原　　久子
発行者　真船美保子
発行所　KK ロングセラーズ
東京都新宿区高田馬場 2-1-2　〒 169-0075
電話（03）3204-5161（代）　振替 00120-7-145737
http://www.kklong.co.jp

印刷・製本　大日本印刷（株）
落丁・乱丁はお取り替えいたします。※定価と発行日はカバーに表示してあります。
ISBN978-4-8454-2467-2　Printed In Japan 2020

本書は2002年1月に㈱春秋社より出版された
『ヒーリング呼吸法』を改題改訂したものです。